닥터 정과 함께하는

퍼 펙 트

의료중국어

피부과 성형외과 편

저자 정임선

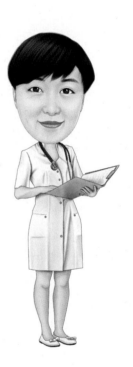

군자출판사

닥터 정과 함께하는
퍼펙트 의료중국어

첫째판 1쇄 인쇄 | 2015년 8월 20일
첫째판 1쇄 발행 | 2015년 8월 25일

지 은 이 정임선
발 행 인 장주연
출 판 기 획 변연주
편집디자인 오선아
표지디자인 전선아
일 러 스 트 군자일러스트
발 행 처 군자출판사
　　　　　등록 제 4-139호(1991. 6. 24)
　　　　　본사 서울특별시 종로구 창경궁로 117(인의동) 동원회관BD 6층
　　　　　전화 (02) 762-9194/5 팩스 (02) 764-0209

ISBN 978-89-6278-276-9

정가 38,000원

머리말

모든 언어의 의료 통역은 어렵습니다. 통역사가 우선 의사가 하는 말이 무슨 뜻인지 정확하게 이해할 수 있어야 할 뿐 아니라 환자가 알아 들을 수 있도록 전달하여야 하기 때문입니다.

매년 한국을 방문하는 중국인들의 숫자는 여전히 증가 추세에 있다고 합니다. 의료 통역의 분야는 매우 광범위하고 각 나라 별 선호하는 한국의 의료 분야는 다릅니다. 중국인이 가장 선호하는 한국 의료 분야는 피부과와 성형외과입니다. 현재 한국 의료 산업은 의료관광으로 인한 중국 환자의 한국 유입 뿐 아니라 한국의 우수한 피부과 성형외과 병원을 중국 및 동남아에 본격적으로 수출하는 단계로 접어 들었습니다. 이에 따라 한국의 의료를 정확하게 전달할 수 있는 통역 전문가가 필수적으로 필요하고 그에 적합한 전문적이고 현장화된 교재가 반드시 필요합니다.

닥터 정과 함께하는 퍼펙트 의료 중국어는 의료 통역을 공부하여 의료 분야에 종사하고자 하시는 분들을 대상으로 엮은 책입니다. 본 서는 지은이가 중국에서 의학을 공부한 후 10년 동안 한중 양국의 미용병원 및 의료 에이전시 근무 경력을 통해 습득한 살아있는 경험과 지식을 토대로 심혈을 기울여 집필 하였습니다.

긴 시간 동안 현장 근무를 하며 "언어와 의료 지식을 함께 공부할 수 있는 책" "상담 경험과 노하우를 동시에 전달할 수 있는 책" "중국인의 미용 습관을 자연스럽게 습득할 수 있는 책", 이런 욕심 많은 책이 꼭 필요하다고 생각하였고, 감사하게도 군자출판사가 집필할 수 있는 기회를 주셔서 즐겁고 행복한 마음으로 "닥터 정과 함께하는 퍼펙트 의료 중국어"라는 교재를 집필하게 되었습니다. 중국어 의료 통역 분야에 관심이 있으며 의료 분야로 진출하여 꿈을 펼치고자 하시는 후배들에게 가장 현장감 있고 도움이 되는 언어 교재가 되길 소망합니다.

저자 정임선 드림

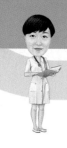

감사의 글

이미 십년 전 저에게 피부과 원서 공부를 권유하셨던 GF소아청소년과 김우성 원장님과 제 경험의 뼈대를 만들어 주셨던 리더스 피부과 박석범, 이정엽, 정성태 원장님, 초이스 피부과 최광호, 양성규 원장님, 네오 성형외과 박정일 원장님, 바노바기 성형외과 원장님들 감사합니다.
또 제 삶의 주목할 만한 전환점을 만들어 주었던 에스엔비 홀딩스 장인순 대표님과 초이스 피부과 박미경 실장님, 바노바기 성형외과 해외사업부 송춘근 원장님과 손도 본부장님, 의료 영어 전문가 오지은 소장님께도 특별한 감사의 뜻을 전합니다.

책을 집필하는 동안 제가 알고 있는 모든 것들이 원점으로 돌아가는 경험을 하였고, 저의 모든 지식과 경험이 무수한 협조자들의 도움 없이는 결실을 맺을 수 없다는 것을 다시 한번 확인하며 겸손함을 재정비하는 계기가 되었습니다. 편집 과정에 도움을 준 지혜로운 후배 화치와 여정, 미자에게도 감사함의 뜻을 전하고, 집필하는 동안 저에게 많은 시간을 선물해 주었던 남편과 강현지, 식구들, 그리고 무한한 용기와 보석 같은 기회를 주신 하나님께 진정한 감사를 드립니다.

저자 정임선 드림

CONTENTS

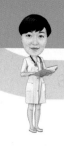

레이저 후 재생관리는 꼭 해야 하나요? "激光治疗后必须要做再生护理?"

CONTENTS

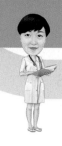

이식한 모발이 다시 탈모되나요? "移植的头发会不会再掉?"

CONTENTS

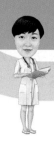

나이가 드니 눈꺼풀도 처지네요 "年纪大了就眼皮都下垂了"

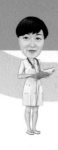
Chapter 06

새로운 인생을 살고 싶어요... "我要新的人生..."

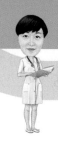

Chapter 09

얼굴 지방이식을 하면 얼굴이 커지나요? "面部脂肪移植后脸会变大吗?"

CONTENTS

Chapter 10

수술 후 성생활은 언제부터 가능한가요? "术后什么时候开始可以同房啊?"

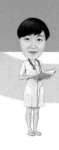

≫ 이 책의 구성

닥터 정과 함께하는 퍼펙트 의료 중국어 피부과 · 성형외과 편은 총 2장 16과로 구성되었습니다.

제1장 피부과 편은 총 6과이며 레이저 치료, 여드름 치료, 주사요법, 메디컬 스킨케어, 리프팅 치료, 모발이식을 주제로 하여 구성하였습니다.

제2장 성형외과 편은 총 10과로 마취, 눈성형1, 눈성형2, 코성형, 안면윤곽수술, 양악수술, 유방확대술, 지방흡입술, 지방이식술, 여성수술을 주제로 하여 구성하였습니다.

닥터 정과 함께하는 퍼펙트 의료 중국어의 내용 구성 특징입니다.

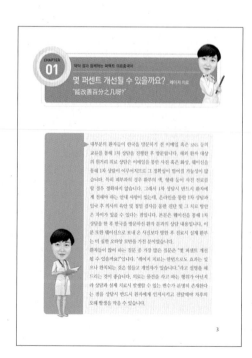

≫ 각 과의 제목

각 과의 제목은 각 분야별로 중국인과 상담할 때 반드시 나오는 질문 혹은 답변을 발췌하여 각 분야에 대한 중국인들의 기본 생각과 습성을 함축적으로 표현하였습니다.

PART
01

피부과

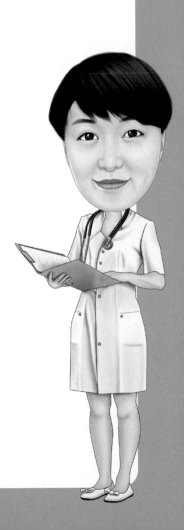

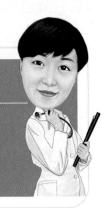

닥터 정과 함께하는 퍼펙트 의료중국어

몇 퍼센트 개선될 수 있을까요? _ 레이저 치료
"能改善百分之几呀?"

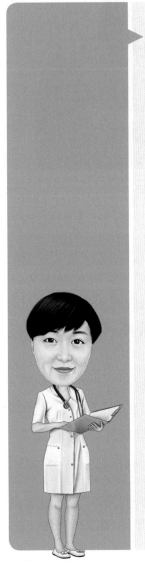

대부분의 환자들이 한국을 방문하기 전 이메일 혹은 SNS 등의 교류를 통해 1차 상담을 진행한 후 방문합니다. 해외 환자 대상의 원거리 의료 상담은 이메일을 통한 사진 혹은 화상, 웨이신을 통해 1차 상담이 이루어지므로 그 정확성이 떨어질 가능성이 많습니다. 특히 피부과의 경우 환부의 색, 형태 등이 사진 진료를 할 경우 정확하지 않습니다. 그래서 1차 상담시 반드시 환자에게 전해야 하는 안내 사항이 있는데, 온라인을 통한 1차 상담과 입국 후 의사의 육안 및 정밀 검사를 통한 진단 및 그 치료 방안은 차이가 있을 수 있다는 점입니다. 본문은 웨이신을 통해 1차 상담을 한 후 한국을 방문하신 환자 분과의 상담 내용입니다. 이분 또한 웨이신으로 보내 온 사진보다 방한 후 진료시 실제 환부는 더 심한 오타양 모반을 가진 분이었습니다.

환자들이 많이 하는 질문 중 가장 많은 질문은 "몇 퍼센트 개선될 수 있을까요?"입니다. "레이저 치료는 한번으로도 효과는 있으나 완치되는 것은 힘들고 개인차가 있습니다."라고 설명을 해드리는 것이 좋습니다. 의료는 물건을 사고 파는 행위가 아닌지라 상담과 실제 치료시 발생할 수 있는 변수가 분명히 존재한다는 점을 상담시 반드시 환자에게 인지시키고 전달해야 차후의 오해 발생을 막을 수 있습니다.

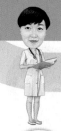

01 닥터 정이 상담해 드립니다!

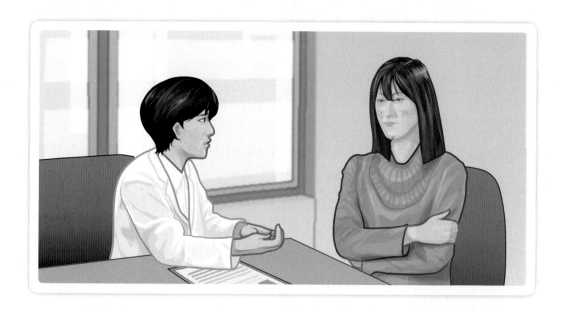

≫ 후천성 양측성 오타양모반 获得性太田痣

患　者：我今年40岁了两侧颧骨上的斑突然加重了，国内的医生说是黄褐斑。
去年做过几次激光治疗，刚做完几个月有一点效果，但不久就又复发
了。一点效果都没有。这个斑到底是什么呀?

郑医生：通过伍氏灯(wood's lamp)检查，诊断为"获得性太田痣"，也叫"崛母斑"。
你脸上的斑是太田痣的一种，一般太田痣先天性的比较多，但是您脸
上的是后天性的，而且太田痣和黄褐斑很难区别诊断。

患　者：跟黄褐斑有什么不一样呢?

郑医生：一般用肉眼是分辨不出来的，所以很多人由于错误的治疗反而更加重
了色斑。太田痣是沿着三叉神经分布的部位长出来，比如眼周围、太
阳穴部位、前额、鼻子、颧骨周围等。

● 患　者：它是什么原因长出来的？

　郑医生：现在的研究表明，是皮肤真皮层的黑色素细胞异常引起的色素过多，是一种皮肤疾病。

● 患　者：能治好吗？

　郑医生：随着激光设备的发展，目前太田痣的治疗效果非常好，而且复发率也越来越低。建议连续做3次的激光治疗，每两次间隔1个月。

● 患　者：能改善百分之多少呢？因为我在中国，不能经常过来。

　郑医生：嗯，能理解。你可以先做一次看看效果怎么样，然后再决定第2次的来韩的日程吧。有一些患者做一次的效果也非常好，就不用再来韩国了。

● 患　者：好的。还有我非常怕疼！能不能给我打静脉麻醉呀？我在国内做激光也是因为怕疼，在静脉麻醉下做激光的。

　郑医生：可以的！那你明天来医院前4个小时必须得禁食，水也不能喝！

● 患　者：好的，谢谢。

● 환　자：제가 올해 40인데 양 볼의 색소가 갑자기 심해졌어요. 중국 의사는 기미라고 해요. 작년에 레이저 치료를 몇 번 했는데 하고 나서 몇 개월은 조금 효과가 있었지만 바로 다시 재발되었어요. 효과가 하나도 없더라고요. 이 색소 도대체 무엇인가요?

　닥터 정：우드등 검사를 해보니, 후천성 양측성 오타양모반으로 진단되는데 호리 모반이라고도 합니다. 일종의 오타모반으로 일반적으로 선천적인 경우가 많으나 환자분의 경우에는 후천적인 오타모반입니다. 기미와 후천성 양측성 오타양모반은 정말 구분하기 어렵지요.

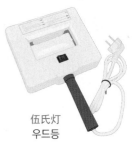

伍氏灯
우드등

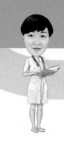

● 환　자 : 기미와는 어떻게 다른가요?

닥터 정 : 일반적으로 육안으로는 구별할 수 없으니까 많은 사람들이 잘못된 치료로 더 심해지기도 해요. 오타모반은 얼굴에 있는 삼차신경의 분포 위치에 따라 생겨나요. 예를 들자면 눈주위, 관자놀이, 이마, 코, 광대 주위 같은 곳에요.

● 환　자 : 어떤 원인으로 생기는 색소인가요?

닥터 정 : 현재의 학설로는 진피층의 멜라닌 색소 이상으로 인한 색소 과다라고 합니다. 일종의 피부 질환입니다.

● 환　자 : 치료가 가능한가요?

닥터 정 : 요즘은 레이저 장비가 매우 발전해서 치료 결과가 매우 좋고 재발률도 갈수록 낮아지고 있어요. 한달 간격으로 3회의 레이저 치료를 권해드립니다.

● 환　자 : 몇 % 정도 개선될 수 있을까요? 제가 중국에 있어서 한번 오기가 힘들거든요.

닥터 정 : 네. 이해해요. 이번에 한번 치료를 하시고 결과를 보고 다시 2차 시술을 의논하는 것이 좋을 듯합니다. 어떤 환자들은 1회 치료로도 효과가 좋아서 다시 한국에 오실 필요가 없거든요.

● 환　자 : 네. 그럴게요. 그리고 제가 통증에 굉장히 민감해요. 정맥마취를 하고 치료를 할 수 있을까요? 중국에서도 통증에 민감해서 정맥마취를 하고 레이저 치료를 했거든요.

닥터 정 : 가능합니다. 그렇지만 내일 내원하시기 4시간 전부터는 반드시 금식하셔야 해요! 물도 드시면 안돼요!

● 환　자 : 알겠어요. 감사합니다.

≫ 단어와 상용어구

色斑	sèbān	색소
黄褐斑	huánghèbān	기미
复发	fùfā	재발하다
伍氏灯	wǔshìdēng	우드등
太田痣	tàitiánzhì	오타모반
先天性	xiāntiānxìng	선천적인
后天性	hòutiānxìng	후천적인
获得性太田痣	huòdéxìng tàitiánzhì	후천성 양측성 오타모반
崛母斑	juémǔbān	호리모반
难区别	nán qūbié	구별하기 어렵다
反而	fǎn'ér	오히려
严重	yánzhòng	심각하다
三叉神经	sānchā shénjīng	삼차신경
分布	fēnbù	분포하다
前额	qián'é	이마
太阳穴	tàiyángxué	관자놀이
颧骨	quángǔ	광대뼈
长出来	zhǎngchūlái	자라나다, 생겨나다
黑色素异常	hēisèsù yìcháng	멜라닌 색소 이상
色素过多	sèsù guòduō	색소과다
怕疼	pàténg	통증에 민감하다
静脉麻醉	jìngmài mázuì	정맥마취
必须得禁食	bìxūděi jīnshí	반드시 금식해야 한다

7

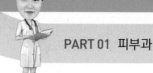

02 기본을 다져야

>> 피부 속 들여다 보기   了解皮肤结构

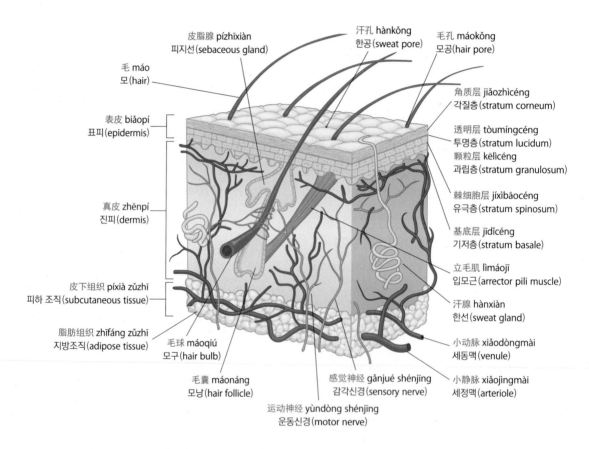

皮脂腺 pízhīxiàn
피지선(sebaceous gland)

汗孔 hànkǒng
한공(sweat pore)

毛孔 máokǒng
모공(hair pore)

毛 máo
모(hair)

表皮 biǎopí
표피(epidermis)

真皮 zhēnpí
진피(dermis)

皮下组织 píxià zǔzhī
피하 조직(subcutaneous tissue)

脂肪组织 zhīfáng zǔzhī
지방조직(adipose tissue)

毛球 máoqiú
모구(hair bulb)

毛囊 máonáng
모낭(hair follicle)

运动神经 yùndòng shénjīng
운동신경(motor nerve)

感觉神经 gǎnjué shénjīng
감각신경(sensory nerve)

角质层 jiǎozhìcéng
각질층(stratum corneum)

透明层 tòumíngcéng
투명층(stratum lucidum)

颗粒层 kēlìcéng
과립층(stratum granulosum)

棘细胞层 jíxìbāocéng
유극층(stratum spinosum)

基底层 jīdǐcéng
기저층(stratum basale)

立毛肌 lìmáojī
입모근(arrector pili muscle)

汗腺 hànxiàn
한선(sweat gland)

小动脉 xiǎodòngmài
세동맥(venule)

小静脉 xiǎojìngmài
세정맥(arteriole)

皮肤作为覆盖人体表面的最大的器官, 由表皮、真皮和皮下组织所构成, 其附属器官包含体毛、皮脂腺、汗腺、毛细血管等。表皮是三层中最薄的一层, 分为角质层、透明层、颗粒层、棘细胞层和基底层。真皮占据了皮肤的大部分, 作为一种有韧性的结缔组织, 由胶原纤维和弹力纤维构成, 起着决定皮肤皱纹和弹力的作用。除此, 皮肤的附属器官(皮脂腺、汗腺、血管、毛囊等)也在真皮层内, 使真皮起着更为重要的作用。

■■■■■■ 피부는 인체의 신체 표면을 완전히 덮고 있는 가장 큰 기관으로 바깥 층에서부터 크게 표피(epidermis), 진피(dermis), 피하조직(subcutaneous tissue) 3개층으로 나누어지고, 부속기관으로 털, 피지선, 땀샘(에크린선), 모세혈관 등으로 구성되어 있습니다. 표피는 3개의 층 중 가장 얇으며 각질층, 투명층, 과립층, 유극층, 기저층으로 나뉘어 집니다. 진피는 피부의 대부분을 차지하는 유연성 있는 결합조직으로 교원섬유와 탄력섬유로 구성되어 피부의 주름과 탄력을 담당합니다. 이외에도 피부의 부속기관(피지선, 한선, 혈관, 신경, 모낭 등)이 진피층에 존재하므로 진피층이 더 중요한 작용을 담당하게 합니다.

≫≫ 단어와 상용어구

作为	zuòwéi	~의 자격으로
覆盖	fùgài	덮다
附属器官	fùshǔ qìguān	부속기관
体毛	tīmáo	체모
毛细血管	máoxì xuèguǎn	모세혈관
韧性	rènxìng	질기고 강한
结合组织	jiéhé zǔzhī	결합조직
胶原纤维	jiāoyuán xiānwéi	교원 섬유질(콜라겐)
弹力纤维	tánlì xiānwéi	탄력 섬유질(엘라스틴)
皱纹	zhòuwén	주름

9

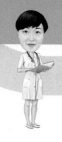

≫ 멜라닌 Melanin 이란? 黑色素是什么?

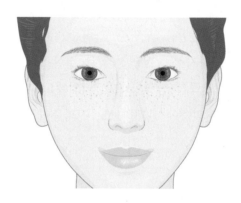

黑色素广泛存在于人的皮肤, 黏膜, 视网膜等部位, 但是分布量最多的还得是面部和生殖器。尤其是面部, 由黑色素导致的雀斑, 黄褐斑等疾病非常多。黑色素细胞主要存在于表皮的基底层, 它分泌黑色素, 可吸收一定量的紫外线, 从而保护皮肤。

▪▪▪▪▪ 멜라닌 색소는 인체의 피부, 점막, 망막 등 광범위하게 존재하고 있으나 같이 많이 분포하는 부위는 얼굴과 생식기입니다. 특히 멜라닌으로 인해 생성되는 얼굴 피부의 색소질환은 주근깨, 기미 등 매우 다양합니다. 멜라닌 세포는 주로 표피의 기저층에 존재하며, 멜라닌을 분비하여 표피에 침투한 일정량의 자외선을 흡수함으로써 피부를 보호합니다.

≫ 단어와 상용어구

黑色素	hēisèsù	멜라닌
粘膜	niánmó	점막
视网膜	shìwǎngmó	망막
分布	fēnbù	분포하다
生殖器	shēngzhíqì	생식기
紫外线	zǐwàixiàn	자외선

03 레이저 치료 키워드

>> 피부과에서 반드시 알아야 하는 피부질환 **必须得掌握的皮肤疾病名称**

黄褐斑	huánghèbān	기미(melasma, chloasma)
雀斑	quèbān	주근깨(freckles)
老年斑	lǎoniánbān	검버섯(SK)
太田痣	tàitiānzhì	오타모반(Ota nevus)
咖啡牛奶斑	kāfēi niúnǎibān	밀크커피색반점(cafe au lait spots)
获得性太田痣	huòdéxìng tàitiānzhì	후천성 양측성 오타양모반, 호리반점 (acquired bilateral nevus of Ota-like macules; ABNOM)
炎症性色素沉着	yánzhèngxìng sèsù chénzhuó	염증후 과다색소침착(post-inflammatory hyperpigmentation; PIH)
痣	zhì	점(nevus)
白癜风	báidiànfēng	백반증(vitiligo)
酒渣鼻	jiǔzhābí	주사비, 딸기코(rosacea)
痤疮	cuóchuāng	여드름 (acne)
血管瘤	xuèguǎnliú	혈관종(angiomas)
湿疹	shīzhěn	습진 (eczema)
异位性皮炎	yìwèixìng píyán	아토피염(atopic dermatitis)
牛皮癣	niúpíxuǎn	건선(psoriasis)
妊娠纹	rènshēnwén	튼살(stretch marks)
鸡眼	jīyǎn	티눈(corns and callosities)
毛细血管扩张症	máoxì xuèguǎn kuòzhāngzhēng	모세혈관확장증(telangiectasia)
颜面红潮	yánmiàn hóngcháo	안면홍조(flushing)

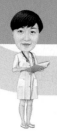
栗丘疹	lìqiūzhěn	비립종(milium)
汗管瘤	hánguǎnliú	한관종(syringoma)
皮赘	pízhuì	쥐젖(skin tag)
毛囊炎	máonángyán	모낭염(folliculitis)
单纯疱疹	dānchún pàozhěn	단순포진(heroes simplex)
疣	yóu	사마귀(warts)
水痘	shuǐdòu	수두(varicella)
带状疱疹	dàizhuàng pàozhěn	대상포진(herpes zoster)

≫ 레이저가 궁금해　了解激光

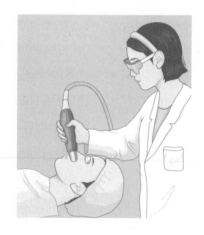

激光最初的中文名叫做 "镭射"、"莱塞"，是它的英文名称LASER的音译，是取自英文Light Amplification by Stimulated Emission of Radiation的各单词的头一个字母组成的缩写词。意思是"受激辐射的光放大"。激光在美容界的用途越来越广泛。激光是通过产生高能量、聚焦精确、具有一定穿透力的单色光作用于人体组织而在局部产生高热量从而达到祛除或破坏目标组织里的目标物。各种不同波长的脉冲激光可治疗各种血管性皮肤病及色素疾病。

■■■■■■ 레이저는 초기에 중국어로 "레이써", "라이사이"라는 이름으로 불려 졌는데 영어 LASER의 음역이며 Light Amplification by Stimulated Emission of Radiation의 첫 스펠링을 모아 놓은 약자입니다. 뜻은 "유도 방출에 의한 빛의 증폭"이라는 의미입니다. 미용을 위한 레이저의 용도는 갈수록 광범위해지고 있습니다. 레이저는 높은 에너지의 생성과 정확한 집광성(직진성), 일정한 투과력을 가진 단색광으로 인체의 조직에 작용하며 국소적으로 높은 열에너지를 생성하는데 이로써 목표 조직의 목표물을 제거 하거나 파괴합니다. 각종 다른 파장의 펄스(pulse) 레이저는 각종 혈관성 피부질환 및 색소질환을 치료합니다.

≫ 단어와 상용어구

激光	jīguāng	레이저
镭射	léishè	레이저
莱塞	láisè	레이저
音译	yīnyì	음역하다
缩写词	suōxiěcí	약어
辐射	fúshè	방사
放大	fàngdà	증폭하다
越来越广泛	yuèláiyuè guǎngfàn	갈수록 광범위 해지다
高能量	gāonéngliàng	높은 에너지
聚焦	jùjiāo	집광하다
精确	jīngquè	정확하다
穿透力	chuāntòulì	관통력
单色光	dānsèguāng	단색광
波长	bōcháng	파장
脉冲	màichōng	펄스(아주 짧은 시간 동안의 전류나 전압의 기복 변화)

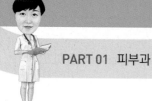
 04 레이저 치료 묻고 답하기

>> 有关激光治疗的问答

问 什么时候开始能看到激光美容的效果?

答 治疗一周后因为表皮的变化, 本人会感到肤色变透亮, 但是要得到真皮层的效果, 则需反复治疗。

问 激光美容后可以马上洗脸吗?

答 一般来说治疗当天就可以洗脸, 但是可能会感到灼热不舒服, 所以术后第二天洗脸比较好。

Q 레이저 시술 효과는 언제부터 나타나나요?

A 시술 1주일 후 표피의 변화로 안색이 맑아져 본인이 느낄 수 있습니다. 그러나 진피층의 효과를 원한다면 반복 시술이 필요합니다.

Q 레이저 시술 후 바로 세안이 가능한가요?

A 일반적으로 당일 세안이 가능하나 따갑고 불편할 수 있기 때문에 시술 다음 날 하시는 것이 좋습니다.

>> 단어와 상용어구

看效果	kàn xiàoguǒ	효과를 보다
肤色	fūsè	피부색
变透亮	biàn tòuliàng	맑아지다
灼热	zhuórè	작열하다, 후끈후끈하다

问 激光美容后皮肤会变薄吗?

答 不会。皮肤不会因为激光美容变薄。感觉术后皮肤变薄是因为多余的角质被去掉的原因。

问 激光美容后起水泡的话怎么办?

答 因为灼伤或病毒感染可能引起水泡, 但不用特别担心, 及时来院接受医生的治疗就可以了。

Q 레이저 시술을 하면 피부가 얇아집니까?

A 아닙니다. 레이저 시술로 인해 피부가 얇아지지는 않습니다. 시술 후 얇아졌다고 느끼는 이유는 묵었던 각질이 떨어져 나갔기 때문입니다.

Q 레이저 시술 후 물집이 생기면 어떻게 해야 하나요?

A 화상에 의한 물집이나 바이러스성 질환으로 인한 물집일 수 있습니다만, 걱정하지 마시고 바로 내원하셔서 의사의 치료를 받으시면 됩니다.

≫ 단어와 상용어구

变薄	biànbáo	얇아지다
祛掉	qūdiào	제거하다
起水泡	qǐ shuǐpào	물집이 생기다
灼伤	zhuóshāng	화상
病毒	bìngdú	바이러스
感染	gǎnrǎn	감염

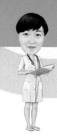
问 激光美容后出现一些皮肤问题, 如瘙痒, 是副作用吗?

答 激光美容后几天之内的水肿或者瘙痒、结痂等现象是正常的恢复过程。

Q 레이저 시술 후 가려움증 같은 피부 트러블이 생깁니다. 부작용인가요?

A 레이저 시술 후 며칠 정도 붓거나 가렵고, 딱지가 발생하는 등의 현상은 정상적인 회복 과정입니다.

>>> 단어와 상용어구

瘙痒	sàoyǎng	(피부가) 가렵다
水肿	shuǐzhǒng	부종
副作用	fùzuòyòng	부작용
结痂	jiējiā	딱지
恢复过程	huīfù guòchéng	회복 과정

 레이저 치료 전 꼭 말해줘야 하는

>>> 레이저 치료 후 주의사항 术后注意事项

● 治疗后当天尽量不要洗脸, 2日后可以洗脸, 洗脸时为了避免结痂脱落, 需轻轻地擦洗。

● 治疗后为了避免色素沉淀, 应每隔三个小时涂抹防晒霜。而且在一段时间内不要使用去角质化妆品和换肤护理。

● 시술 당일 세안을 피하는 것이 좋으며 이틀이 지난 후 세안시 딱지가 떨어지지 않도록 가볍게 세안합니다.

● 시술 후 색소침착을 막기 위해 3시간 간격으로 자외선 차단제를 발라줍니다. 또한 일정 기간 동안 각질 제거제와 필링제는 사용하지 않도록 주의합니다.

➤➤ 단어와 상용어구

避开	bìkāi	피하다
轻轻地	qīngqīng de	가겹게 살살
避免	bìmiǎn	피하다
色素沉淀	sèsù chéndiàn	색소침착
脱落	tuōluò	탈락하다, 떨어지다
隔	gé	간격을 두다
涂抹	túmǒ	바르다
换肤护理	huànífū hùlǐ	필링 스킨케어
防晒霜	fángshàishuāng	선크림, 자외선 차단제

● 治疗后，一周内不要做过度的锻炼和游泳，桑拿等。
● 术后形成的角质和结痂，不要故意用手揭下来，需要等其自然脱落。

● 시술 후 일주일은 무리한 운동이나 수영, 사우나 등은 피해 주세요.
● 시술 후 각질과 딱지가 생길 수 있는데, 손으로 떼어내지 마시고 자연스럽게 떨어질 수 있도록 관리해 주십시오.

➤➤ 단어와 상용어구

过度的锻炼	guòdù de duànliàn	심한 운동
桑拿	sāngná	사우나
故意	gùyì	일부러
揭下来	jiēxiàlái	떼어 내다, 벗겨내다

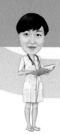
● 治疗后，一周内不要喝酒吸烟。

● 治疗后的微红现象属于自然现象。一到两周之内会消失，请不要担心。

● 시술 후 1주일은 흡연과 음주를 삼가주십시오.

● 시술 후 얼굴 홍조 증상이 나타날 수 있는데 자연스러운 현상입니다. 1~2주 내에 회복되므로 걱정하지 마십시오.

≫ 단어와 상용어구

微红	wēihóng	약간 붉은
消失	xiāoshī	사라지다, 없어지다

 당신에게만 공개하는 닥터 정의 현장 메모

≫ 증상별 자주 쓰이는 레이저 장비 根据症状常用的激光设备

01 색소치료 色素治疗 sèsù zhìliáo

색소는 그 깊이에 따라 선택되는 장비가 다릅니다. 표피성 색소인 경우 IPL이 가장 많이 쓰이고 진피성 색소인 경우 엔디야그 레이저가 선택됩니다. 중국은 "헤이리엔 와와(黑脸娃娃)"라는 스펙트라 레이저 필링이 한동안 매우 인기가 있었습니다. 스펙트라는 엔디야그 레이저를 기반으로 한 레이저입니다.

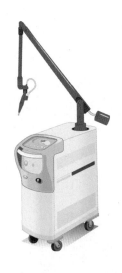 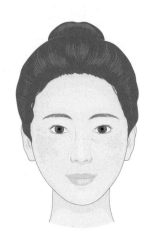

铷雅铬激光 rúyāgè jīguāng 엔디야그 레이저
- 适应症 : 太田痣、黄褐斑、纹身、雀斑、色斑
- 적응증 : 오타모반, 기미, 문신, 주근깨, 잡티

碳粉激光(黑脸娃娃) tànfěn jīguāng(hēiliǎn wáwa) 스펙트라 레이저
- 适应症 : 色斑、雀斑、改善肤色
- 적응증 : 잡티, 주근깨, 피부톤 개선

二氧化碳激光 èryǎng huàtàn jīguāng CO_2 레이저
- 适应症 : 痣、老年斑、疣、汗管瘤、栗丘疹、皮赘、鸡眼、除阳性瘤、眼袋去除
- 적응증 : 점, 검버섯, 사마귀, 한관종, 비립종, 쥐젖, 티눈, 양성종양 제거, 눈밑지방 제거술

铒雅克激光 ěryākè jīguāng 어븀야그 레이저
- 适应症 : 老年斑、痘疤、疣、汗管瘤、皮赘
- 적응증 : 검버섯, 여드름 흉터, 사마귀, 한관종, 쥐젖

准分子激光 zhǔnfēnzǐ jīguāng 엑시머 레이저
- 适应症 : 牛皮癣, 白癜风
- 적응증 : 건선, 백반증

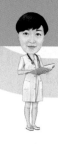
02 리프팅 및 타이트닝 치료 提升及紧致治疗 tíshēng jí jǐnzhì zhìliáo

리프팅 장비로 가장 인기 있는 장비는 써마지와 울쎄라입니다. 중국의 많은 병원과 에스테틱에서 써마지와 울쎄라를 보유하고 있다고 광고하지만 막상 방문해 보면 정품이 아닌 경우가 많습니다.

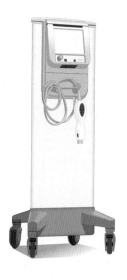
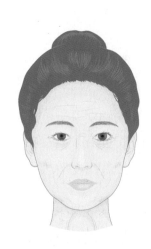

塑美极（热玛吉）sùměijí(rèmǎjí) 써마지
- 适应症：皱纹、毛孔、妊娠纹
- 적응증 : 주름, 모공, 튼살

乌谢拉（超声波除皱）wūxièlā(chāoshēngbō chúzhòu) 울쎄라(초음파 주름 제거)
- 适应症：皱纹、毛孔、皮肤松弛
- 적응증 : 주름, 모공, 탄력저하

立体点阵激光 lìtǐdiǎnzhèn jīguāng 어펌
- 适应症：毛孔、皮肤松弛
- 적응증 : 모공, 탄력저하

03 여드름 및 여드름 흉터 치료 痤疮及痘疤治疗 cuóchuāng jí dòubā zhìliáo

여드름과 여드름 흉터 환자가 많음에도 사회인식 때문인지 중국의 병원들이 여드름을 레이저로 치료하는데 아직 익숙하지 않습니다.

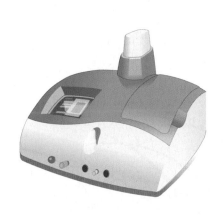
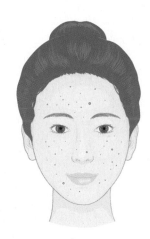

油切激光 yóuqiē jīguāng 스무스빔
● 适应症：炎症性痤疮
● 적응증 : 염증성 여드름

脉冲染料激光 màichōng rǎnliào jīguāng 브이빔 퍼펙타 레이저(dye laser)
● 适应症：毛细血管扩张症、痤疮红斑、血管瘤、酒渣鼻
● 적응증 : 모세혈관 확장증 및 여드름 홍반, 혈관종, 주사비

飞梭激光（点阵激光）fēisuō jīguāng(diǎnzhèn jīguāng) 프락셀
● 适应症：痘疤、改善肤质、皱纹
● 적응증 : 여드름 흉터, 피부결 개선, 주름

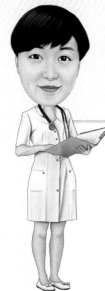

연습 문제

01. 해부도 상의 A~E 부위의 중국어 명칭을 순서대로 기입해 주세요.

A (   )

B (   )

C (   )

D (   )

E (   )

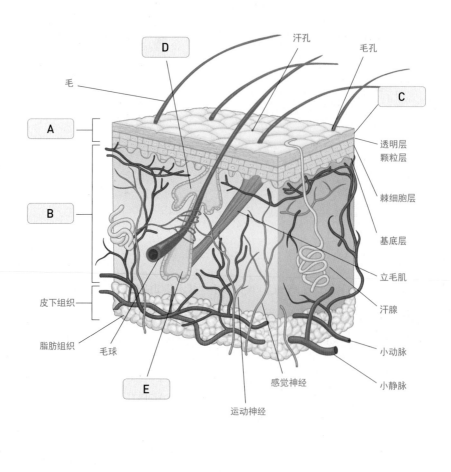

한국어 단어에 상응하는 중국어를 선택하세요.

02. 각질층
    ① 颗粒层   ② 透明层   ③ 角质层   ④ 棘细胞层

03. 기저층
    ① 结合组织   ② 基底层   ③ 棘细胞层   ④ 透明层

04. 콜라겐
    ① 皱纹   ② 胶原纤维   ③ 弹力纤维   ④ 皮下组织

05. 멜라닌
    ① 雌激素   ② 雄激素   ③ 激素   ④ 黑色素

06. 기미
    ① 雀斑   ② 老年斑   ③ 黄褐斑   ④ 咖啡牛奶斑

07. ABNOM(후천성 양측성 오타양모반, 호리반점)
    ① 太田痣   ② 获得性太田痣
    ③ 酒渣鼻   ④ 血管瘤

08. PIH(염증 후 색소침착)
    ① 炎症性色素沉着   ② 痣   ③ 黑色素   ④ 老年斑

09. 모세혈관확장증
    ① 血管瘤   ② 毛细血管扩张症
    ③ 白癜风   ④ 酒渣鼻

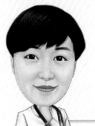
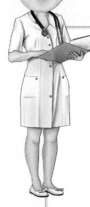

연습 문제

10. 아토피염
① 痤疮 ② 炎症 ③ 颜面红潮 ④ 异位性皮炎

11. 비립종
① 栗丘疹 ② 湿疹 ③ 汗管瘤 ④ 鸡眼

12. 레이저
① 光线 ② 脉冲 ③ 紫外线 ④ 激光

13. 파장
① 能量 ② 脉冲 ③ 波长 ④ 单色光

14. 화상(불에 데인)
① 灼伤 ② 创伤 ③ 刺伤 ④ 烫伤

15. 바이러스
① 肾上腺素 ② 梅毒 ③ 病毒 ④ 吸毒

16. 가렵다
① 瘙痒 ② 口渴 ③ 疼痛 ④ 浮肿

17. 재생크림
① 保湿霜 ② 防赛霜 ③ 再生霜 ④ 隔离霜

정답 | 01. A (表皮) B (真皮) C (角质层) D (皮脂腺) E (毛囊)
02. ③ 03. ② 04. ② 05. ④ 06. ③ 07. ② 08. ① 09. ② 10. ④ 11. ① 12. ④
13. ③ 14. ① 15. ③ 16. ① 17. ③

원래 피부로 돌아갈 수 있을까요?_ 여드름 치료

"我能回去原来的皮肤吗?"

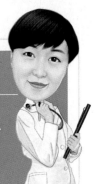

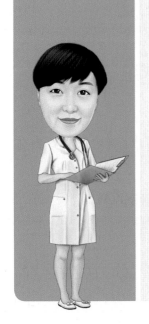

얼굴이 여드름 흉터로 심하게 파인 20대 초반의 중국 남성을 잊을 수가 없습니다. 미스터 마, 여드름 흉터가 마치 땅에 생긴 웅덩이 같았던 분입니다. 하지만 만족스런 치료로 중국 여드름 흉터 동호회 블로그에 수기를 적어 주기도 하셨습니다. 무척 감사합니다.

여드름만을 치료하기 위해 한국을 방문하는 환자는 많지 않습니다. 질환의 특성상 재발 가능성이 많기 때문입니다. 하지만 상대적으로 흉터 치료 환자의 문의는 많은 편이며 여드름 흉터 외에 사고와 같은 각종 외상, 성형 후 남은 흉터 등의 문의도 많습니다.

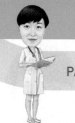

01 닥터 정이 상담해 드립니다!

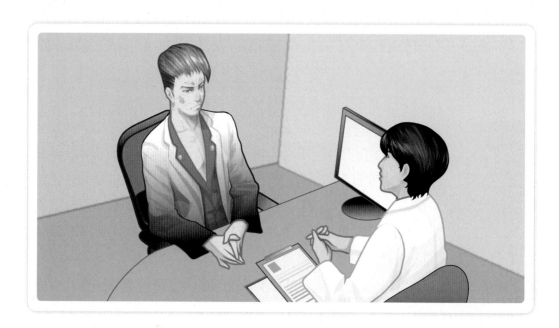

≫ 여드름 흉터 痘疤

患　者：我好郁闷啊！在国内做过好多激光效果还是一般般。

郑医生：你在国内做过什么激光啊？

患　者：激光… 我记得好像是飞梭激光，而且也做过药草换肤，都是疼得要命啊！

郑医生：哈哈哈，对！能理解~其实非常疼的。有一些患者是睡眠麻醉下做激光的。

患　者：我这个痘疤和痘坑算是非常严重的吧？

郑医生：嗯，比较严重。但是我接过比你还严重的痘坑患者，韩国有更好更多的办法，请你放心！

患　　者：其实我也知道这种情况很难恢复到原来的皮肤状态，但我真的很想尽
可能恢复到原来的皮肤状态。可以吗？

郑医生：这个不能保证100%的恢复。韩国皮肤专科医生的技术是非常棒的，反
复治疗的话改善率能达到80%以上。

患　　者：哇塞！能达到80%啊，那可以啊。只要有效果的话我就肯定会定期来韩
国的。用什么方法治疗啊？

郑医生：需要综合性的痘疤治疗。除了激光以外还需要局部的外科手术叫皮下
分离术和钻孔法，局部的ＴＣＡ点换肤。为了提高皮肤的快速再生，也
建议做自体血清注射和保护皮肤的再生护理。需要隔1个月来一次韩
国，建议来4次。可以吗？

患　　者：可以是可以，对我来说关键的是效果。这次做完看效果怎么样再决
定吧。

환　　자：정말 답답해요! 중국에서 레이저를 여러 번 했는데도 효과가 그저 그렇네요.

닥터 정：중국에서 어떤 레이저를 하셨나요?

환　　자：레이저... 프락셀일 거예요. 그리고 약초필링도 했어요. 다 죽도록 아프더군요.

닥터 정：하하하, 맞아요! 사실 무척 아프죠. 어떤 환자는 수면마취하고 레이저를 하기
도해요. 이해합니다.

환　　자：제 여드름 흉터가 심한 편이죠?

닥터 정：네. 비교적 심한 편이에요. 하지만 더 심한 환자들도 있었어요. 한국에 방법
이 있으니까 안심하셔도 돼요!

환　　자：사실 치료를 해도 이런 상태는 원래 피부로 돌아가기 힘들다는 걸 알아요. 하
지만 정말 원래 피부로 돌아가고 싶어요. 가능할까요?

닥터 정：100% 회복된다고 말하기는 힘들지만 한국의 피부 전문의들의 의술이 정말
뛰어나니까 반복 치료하면 80% 이상 회복될 수 있어요.

27

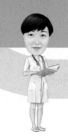
● 환　자 : 와! 80%라고요? 그럼 좋아요. 효과만 있다면 저는 정기적으로 한국에 올 수 있어요. 어떤 방법으로 치료하나요?

닥터 정 : 여드름 흉터에 대한 종합적인 치료가 필요해요. 레이저 뿐 아니라 서브시젼, 펀치 익시젼이라는 국소적인 외과 수술과 DOT필링이 필요하죠. 그리고 피부의 빠른 재생을 위해 PRP와 피부를 보호하기 위한 재생관리도 필요합니다. 한 달에 한번씩, 4회 한국에 오셔야 해요. 가능하세요?

● 환　자 : 가능합니다. 제게 있어 관건은 효과예요. 이번에 한번 하고 효과가 어떤지 보고 다시 결정하지요.

≫ 단어와 상용어구

好郁闷	hǎo yùmèn	정말 답답하고 괴롭다
效果一般	xiàoguǒ yìbān	효과가 별로다
药草换肤	yàocǎo huànfū	약초필링
疼得要命	téngde yàomìng	죽을 만큼 아프다
痘坑	dòukēng	깊은 여드름 흉터
比较严重	bǐjiào yánzhòng	비교적 심각하다
哇塞	wāsài	와, 우와
只要	zhǐyào	~하기만 하면
非常棒	fēicháng bàng	매우 대단하다
反复治疗	fǎnfù zhìliáo	반복적 치료
改善率	gǎishàlǜ	개선 정도
定期	dìngqī	정기적
综合性	zōnghéxìng	종합적
皮下分离术	píxià fēnlíshù	서브시젼(subcision)
钻孔法	zuānkǒngfǎ	펀치 익시젼(punch excision)
TCA点换肤	TCA diǎnhuànfū	DOT 필링
自体血清注射	zitǐ xuèqīng zhùshè	PRP
关键	guānjiàn	관건

02 기본을 다져야

≫ 여드름이 생기는 이유 痤疮生成的原因

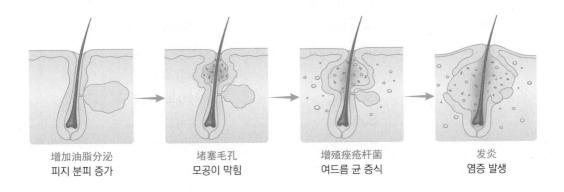

增加油脂分泌
피지 분피 증가

堵塞毛孔
모공이 막힘

增殖痤疮杆菌
여드름 균 증식

发炎
염증 발생

痤疮的发生主要与皮脂分泌过多、毛囊过度角化、细菌感染和炎症反应等因素密切相关。进入青春期后人体内雄激素特别是睾酮的水平迅速升高，促进皮脂腺发育并产生大量皮脂。同时毛囊皮脂腺导管的角化异常造成导管堵塞，皮脂排出障碍，形成微粉刺。毛囊中多种微生物尤其是痤疮丙酸杆菌大量繁殖，痤疮丙酸杆菌产生的脂肪酸素分解皮脂生成游离脂肪酸，同时趋化炎症细胞，最终诱导并加重炎症反应。

▰▰▰▰▰ 여드름의 발생은 피지분비 과다, 모낭 과각화, 여드름균 감염, 염증 반응과 밀접한 관련이 있습니다. 사춘기에 이르면 인체 내의 남성 호르몬 특히 테스토스테론(testoterone)의 분비가 급속히 상승하고 피지선의 발육을 촉진하여 많은 양의 피지가 생성됩니다. 동시에 모낭 피지선의 과각질화로 모공이 막혀 피지가 배출되지 못하게 되어 미세한 면포가 생기게 됩니다. 모낭 중의 여러 종류의 미생물 특히 여드름균(P.acne)이 대량 번식하게 되는데 여드름균이 생성한 지방분해 효소는 피지를 분해하여 유리 지방산을 만들고 이로써 염증 세포가 늘어나면서 심한 염증 반응이 생기게 됩니다.

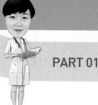
>>> 단어와 상용어구

皮脂分泌过多	pízhī fēnmì guòduō	피지 분비 과다
毛囊过度角化	máonáng guòdù jiǎohuà	모낭 과다각화
细菌感染	xìjūn gǎnrǎn	세균 감염
炎症	yánzhèng	염증
青春期	qīngchūnqī	사춘기
雄激素	xióngjīsù	남성 호르몬
睾酮	gāotóng	테스토스테론
皮脂腺	pízhīxiàn	피지선
导管	dǎoguǎn	(인도하는) 관
角化异常	jiǎohuà yìcháng	각질화 이상
堵塞	dǔsè	막히다
排出障碍	páichū zhàng'ài	배출 장애
微粉刺	wēifěncì	미세면포
微生物	wēishēngwù	미생물
痤疮丙酸杆菌	cuóchuāng bǐngsuān gǎnjūn	여드름균
繁殖	fánzhí	번식하다
脂肪酸素	zhīfángsuānsù	지방분해 효소
游离脂肪酸	yóulí zhīfángsuān	유리 지방산
趋化	qūhuà	~한 경향으로 나가다

03 여드름 치료 키워드

≫ "PDT"가 궁금해 "PDT"是什么?

PDT治疗是'Photo Dynamic Theraphy'的缩写, 叫做光动力疗法。是用对光有反应的物质光过敏剂涂抹在长痤疮的部位使其渗透之后, 用特定波长的光线进行照射, 选择性的破坏想要破坏的细胞, 另外破坏痤疮的菌原体(P. acne)丙酸痤疮杆菌, 快速的治疗炎症性痤疮, 减少皮脂分泌, 以及抑制痤疮的复发, 从皮脂腺和痤疮的发病根源开始阻断, 降低复发的危险, 相比较而言是简单的治疗痤疮的方法。

■■■■■ PDT 치료는 'Photo Dynamic Theraphy'의 약자로, 광역동요법이라고 불립니다. 빛에 반응하는 물질인 광과민제를 여드름 부위에 발라 침투시킨 후, 특정 파장의 광선을 조사하여 원하는 세포만을 선택적으로 파괴합니다. 또한 여드름 원인균(P.acne)을 파괴함으로써 염증성 여드름을 빠르게 치유하고 피지 분비를 감소시켜 여드름의 재발을 억제합니다. 이로써 피지선과 여드름의 발병 원인을 근본부터 차단해 재발의 위험을 낮추면서 비교적 쉽고 간단하게 시술을 진행할 수 있습니다.

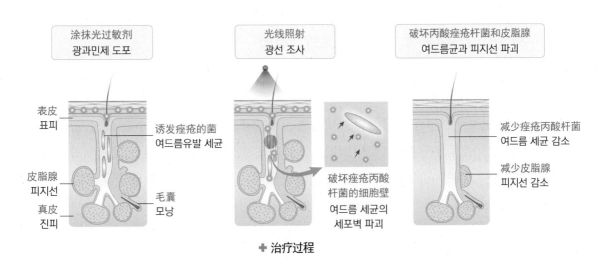

治疗过程

≫ 단어와 상용어구

光动力疗法	guāngdònglì liáofǎ	광동력 요법(PDT)
光过敏剂	guāngguòmǐnjì	광과민제
渗透	shèntòu	침투하다
特定	tèdìng	특정한
光线	guāngxiàn	광선
照射	zhàoshè	조사하다
复发	fùfā	재발하다
根源	gēnyuán	근원
选择性	xuǎnzéxìng	선택적
菌原体	jūnyuántǐ	병원체
阻断	zǔduàn	차단하다
降低	jiàngdī	낮추다
危险	wēixiǎn	위험
相比较而言	xiāngbǐjiào éryán	서로 비교하여 말하자면

≫ 여드름 내복약　了解痤疮治疗口服药

● 痤疮口服药物异维A酸(Isotretinoin)

到目前为止所开发的药物中, 得到认可并且治疗痤疮最好的药是异维A酸。它很有效的作用于引起痤疮4个主要病因上, 分别是皮脂分泌增加, 毛孔过度角质化, 痤疮菌增殖和炎症。它的副作用是引起粘膜干燥症, 皮肤干燥症, 眼球干燥症以及增加皮肤光过敏性等等。另外如果怀孕的时候服用的话可能会导致流产。

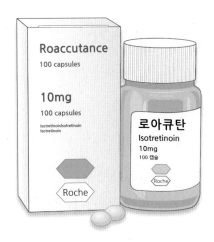

● 여드름 내복약 이소트레티노인(Isotretinoin)

현재까지 개발된 약물 중 가장 뛰어난 여드름 치료제로 평가받고 있는 이소트레티노인은 여드름의 4가지 주요 병인인 피지 분비의 증가, 모공 과각화, 여드름 세균의 증식, 염증 반응에 효과적으로 작용합니다. 하지만 부작용으로 점막건조증, 피부건조증, 안구건조증, 피부광과민성 증가 등이 있습니다. 임신 기간에 복용할 경우에는 유산이 될 수 있습니다.

>>> 단어와 상용어구

口服药	kǒufúyào	내복약
到目前为止	dào mùqián wéizhǐ	지금까지
增加	zēngjiā	증가하다, 늘리다
增殖	zēngzhí	증식하다, 번식하다
异维A酸	yìwéi A suān	이소트레티노인(isotretinoin)
粘膜干燥症	niánmó gānzàozhèng	점막건조증
眼球干燥症	yǎnqiú gānzàozhèng	안구건조증
光过敏性	guāng guòmǐnxìng	광과민성
怀孕	huáiyùn	임신
流产	liúchǎn	유산하다

33

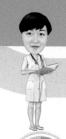

 여드름 치료 묻고 답하기

>>> 有关痤疮治疗的问答

问 便秘或者肠道不好的情况也会引起痘痘吗?

答 便秘或者肠道疾病有可能会导致痤疮症状恶化, 但到目前为止, 诱发痤疮的原因还没有确切的的依据。

问 起痘痘的时候不能吃哪些食物?

答 通常认为油腻的食物, 巧克力等食物会诱发痤疮, 但医学上痤疮和摄取的食物没有直接性的关系。

Q 변비나 장이 좋지 않을 경우 여드름이 생기기도 하나요?

A 변비 혹은 장질환으로 인해 여드름 증상이 악화될 수도 있지만 현재까지 여드름 유발 원인의 근거는 확실하지 않습니다.

Q 여드름이 발생할 경우 먹지 말아야 하는 음식이 있나요?

A 통상적으로 기름진 음식, 초콜릿 등의 음식이 여드름을 유발한다고 생각하는데, 의학적으로 여드름과 섭취하는 음식은 직접적인 관련이 없습니다.

>>> 단어와 상용어구

便秘	biànmì	변비
肠道不好	chángdào bùhǎo	대장이 좋지 않다
引起	yǐnqǐ	야기하다
恶化	èhuà	악화시키다

⋙ 단어와 상용어구

依据	yījù	근거, 근거로 하다
通常认为	tōngcháng rènwéi	통상적으로 ~라 생각하다
油腻	yóunì	기름지다
巧克力	qiǎokèlì	초콜릿
诱发	yòufā	유발하다
实际上	shíjì shǎng	실제로

问 长痘的皮肤可以化妆吗?

答 建议痤疮患者使用低刺激性, 不会造成粉刺的化妆品。

问 痘痘需要挤吗?

答 没有伴随炎症的粉刺挤出来比较好。但是建议来皮肤科用特殊的工具挤, 在家里自己挤会诱发炎症和疤痕的产生。

Q 여드름 피부인데 화장해도 되나요?

A 여드름 환자는 저자극성, 면포발생이 없는(non-comedogenic) 화장품 사용을 권장합니다.

Q 여드름은 짜야 하나요?

A 염증이 동반되지 않은 비염증성 면포들은 짜주는 것이 좋습니다. 하지만 피부과에 내원하여 특수한 기구로 여드름을 짜는 것을 권유합니다. 혼자 집에서 짜게 되면 염증과 흉터를 유발할 수 있습니다.

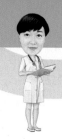

≫ 단어와 상용어구

不会造成粉刺的化妆品	búhuì zàochéng fěncì de huàzhuāngpǐn	논코메도제닉 (non-comedogenic) 화장품
伴随	bànsuí	동반하다
挤	jǐ	짜다
工具	gōngjù	도구
预防	yùfáng	예방하다

问 痘痘会变成痣吗?

答 痤疮后留的色素不是痣, 而是因为炎症而形成的色素沉淀。

问 痘痘需要治疗多久?

答 痤疮是随时可能复发的。需要充分的时间一直坚持治疗, 才可以预防因痤疮引起的痘疤。

Q 여드름이 점이 되나요?

A 여드름 후 생기는 색소는 점이 아니라 염증 후 생긴 색소침착이라고 합니다.

Q 여드름은 언제까지 치료해야 하나요?

A 여드름은 언제든지 재발할 수 있습니다. 충분한 시간을 가지고 꾸준히 치료해야 여드름으로 인해 생길 수 있는 여드름 흉터를 예방할 수 있습니다.

⏩ 단어와 상용어구

多久	duōjiǔ	얼마나 오래
随时	suíshí	언제나, 수시로
坚持治疗	jiānchí zhìliáo	치료를 지속하다
痘疤	dòubā	여드름 흉터

问 医学护肤可以治疗痘痘吗?

答 是的, 可以治疗。与激光配合治疗的话效果会更佳。尤其建议你利用BHA(水杨酸)换肤护理, 水杨酸能打开堵塞的毛孔渗透到毛囊内, 畅通皮脂分泌, 预防痤疮再发, 而且还有抗炎效果。

问 痤疮治疗方法有哪些?

答 大体可以分为软膏, 口服药和外科治疗。外科治疗是在长痤疮的部位注射药物, 痤疮挤压治疗, 换肤术, 激光治疗, 光动力疗法等。

Q 메디컬 스킨케어로 여드름을 치료할 수 있나요?

A 네. 가능합니다. 레이저와 병행 치료하신다면 더 효과가 좋습니다. 특히 살리실릭산을 이용한 스킨스켈링을 권해드리는데, 살리실릭산 성분이 모공을 열고 모낭 속에 침투하여 피지 분비를 원활하게 하므로 여드름의 재발을 막을 뿐 아니라 항염 효과도 있습니다.

Q 여드름 치료법은 어떤 것이 있나요?

A 크게 바르는 약, 먹는 약, 외과적 치료로 나눌 수 있습니다. 외과적 치료에는 여드름 부위의 주사요법, 여드름 압출 치료, 박피술, 레이저 치료, 광역동 치료 등이 있습니다.

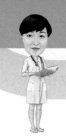

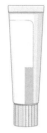
软膏 연고

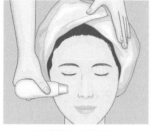
化学换肤 화학 필링

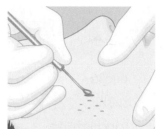
挤压治疗 압출 치료

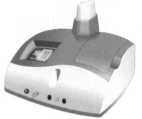
激光 레이저

≫ 단어와 상용어구

水杨酸	shuǐyángsuān	살리실산(BHA)
畅通	chàngtōng	막힘 없이 잘 통하다
抗炎	kàngyán	항염
软膏	ruǎngāo	연고
挤压	jǐyā	압출하다

05 당신에게만 공개하는 닥터 정의 현장 메모

≫ 여드름 흉터 치료 필수 암기사항 痘疤治疗必须熟记事项

01 함몰성 여드름 흉터의 외관상 3가지 유형 凹陷性痘疤的外观3种类型

冰锥型(icepick)

车厢型(boxcar)

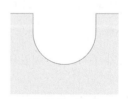
滚动型(rolling)

≫ 단어와 상용어구

凹陷性	āoxiànxìng	함몰성
冰锥型	bīngzhuīxíng	송곳형(icepick)
车厢型	chēxiāngxíng	박스카형(boxcar)
滚动型	gǔndòngxíng	롤링형(rolling)

02 함몰성 여드름 흉터의 상용 치료법 凹陷性痘疤的常用治疗法

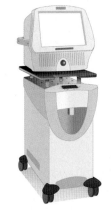

- 激光治疗 (laser)：通过激光磨削的原理改善痘疤。常用铒雅克激光，飞梭激光

- 레이저(laser)：레이저 박피의 원리로 여드름 흉터를 개선합니다. 자주 사용하는 레이저는 어븀야그 레이저, 프락셔널 레이저 등입니다.

- 皮下切开术 (subcision)：使用针管切断萎缩瘢痕皮肤里的纤维组织由此治疗痘疤，对滚动型痘疤有效果。

- 서브시젼(subcision)：니들을 이용하여 위축된 흉터 피부의 섬유조직을 끊어내는 흉터 치료법으로 롤링형 흉터 치료에 효과가 좋습니다.

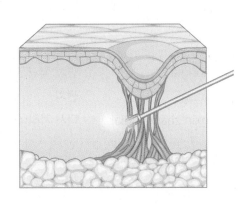

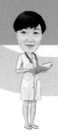
>> 단어와 상용어구

皮下切开术	píxià qiēkāishù	서브시젼(suncision)
切断	qiēduàn	절단하다, 끊다
萎缩	wěisuō	위축되다
瘢痕	bānhén	반흔, 흉터

● 钻孔法 (punch excision)：用医用钻孔机来祛除痘疤内的皮肤组织，再等新的皮肤组织重新长出来，对冰锥型痘疤有效果。

● 펀치 익시젼(punch excision)：흉터 부위의 피부 조직을 펀치로 제거하고 새로운 피부 조직이 다시 차오르게 하는 치료법으로 아이스픽형 흉터 치료에 효과가 좋습니다.

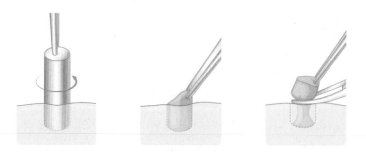

>> 단어와 상용어구

钻孔法	zuānkǒngfǎ	펀치 익시젼(punch excision)
钻孔机	zuānkǒngjī	펀치
重新长出来	chóngxīn zhǎngchūlái	다시 자라나다

● TCA点换肤(Dot Peeling)：用TCA溶液磨削瘢痕部位由此治疗瘢痕。

● 도트 필링(Dot Peeling) : 상처 부위만을 TCA 용액을 이용하여 필링하는 흉터 치료법
입니다.

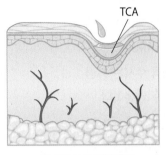

TCA

凹陷部位涂抹TCA溶液
함몰된 부위에 **TCA도포**

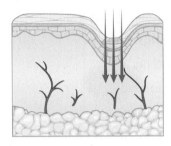

刺激真皮层的纤维芽细胞
진피의 섬유아세포 자극

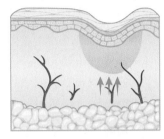

增加胶原纤维和弹力纤维的合成
콜라겐과 엘라스틴 합성 증가

≫ 켈로이드 피부 이야기 关于瘢痕体质

瘢痕体质者表现为身体任何部位损伤后，都能出现如同瘢痕疙瘩样瘢痕增生。不但
影响外观，而且有不同程度的局部刺痛、红痒。好发部位多为前胸、肩胛等。

▪▪▪▪▪ 켈로이드성 체질자는 신체의 어떠한 부위가 손상이 되었을 경우 그 부위에 마치
흉터 덩어리와 같은 모양의 증식이 생성될 수 있습니다. 외관적으로 영향이 있을 수 있을
뿐 아니라 사람마다 다르지만 국소적인 통증과 붉고 간지러운 증상도 있습니다. 호발 부위
는 앞가슴, 어깨 등입니다.

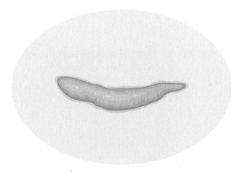

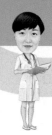

>> 단어와 상용어구

瘢痕体质	bānhén tǐzhì	켈로이드 체질
如同	rútóng	마치 ~와 같다
瘢痕疙瘩样	bānhén gēdayàng	흉터 덩어리 모양
增生	zēngshēng	증식하다
刺痛	cìtòng	쿡쿡 쑤시는 통증
好发	hǎofā	자주 발생하다
前胸	qiánxiōng	전흉
肩胛	jiānjiǎ	어깨, 견갑

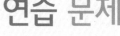

연습 문제

한국어 단어에 상응하는 중국어를 선택하세요.

01. 여드름
① 湿疹　　② 牛皮癣　　③ 痤疮　　④ 皮炎

02. 피지 분비 과다
① 毛囊过度角化　② 皮脂分泌过多　③ 细菌感染　④ 角化异常

03. 사춘기
① 青春期　　② 更年期　　③ 排卵期　　④ 闭经期

04. 피지선
① 雄激素　　② 皮脂腺　　③ 汗腺　　④ 肾上腺

05. 여드름균
① 真菌　　② 葡萄球菌　　③ 痤疮丙酸杆菌　　④ 细菌

06. PDT
① 精油疗法　　② 针灸疗法　　③ 水疗法　　④ 光动力疗法

07. 광과민제
① 光过敏剂　　② 抗生剂　　③ 光分解剂　　④ 膏药

08. 내복약
① 口服药　　② 外用药　　③ 汤药　　④ 中成药

09. 이소트레티노인 (Isotretinoin)
① 青霉素　　② 红霉素　　③ 四环素　　④ 异维A酸

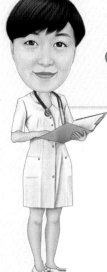

연습 문제

10. 유산
① 流产　　　② 粘膜干燥症　　　③ 眼球干燥症　　　④ 怀孕

11. 피부장벽
① 皮肤问题　　　② 皮肤瘙痒　　　③ 皮肤屏障　　　④ 皮肤过敏

12. 살리실산 (BHA)
① 果酸　　　② 水杨酸　　　③ 氨基酸　　　④ 苹果酸

13. 연고
① 软膏　　　② 膏药　　　③ 啫喱　　　④ 凝固

14. 서브시젼 (suncision)
① 换肤　　　② 整形术　　　③ 皮下切开术　　　④ 矫正术

15. 펀치 익시젼 (punch excision)
① 磨削　　　② 切开法　　　③ 粘连法　　　④ 钻孔法

16. 레이저 박피
① 激光磨削　　　② 激光切开　　　③ 飞梭激光　　　④ 碳粉激光

17. 켈로이드 체질
① 虚性体质　　　② 实性体质　　　③ 瘢痕体质　　　④ 气虚体质

정답 | 01.③ 02.② 03.① 04.② 05.③ 06.④ 07.① 08.① 09.④ 10.① 11.③ 12.②
13.① 14.③ 15.④ 16.① 17.③

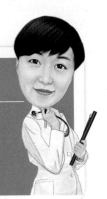

닥터 정과 함께하는 퍼펙트 의료중국어

레이저 후 재생관리는 꼭 해야 하나요?
"激光治疗后必须要做再生护理吗?" _ 메디컬 스킨케어

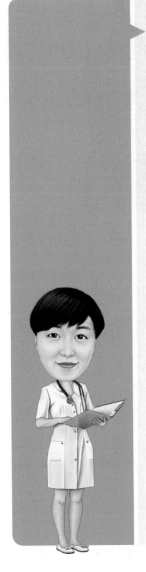

중국 출장시 중국 병원들을 방문해 보면 레이저는 열심히 하는 반면 시술 후의 진정 및 재생관리가 부족하여 시술 후 피부가 민감해져 있는 환자들을 자주 접할 수 있습니다. 재생관리는 매우 중요합니다. 특히 한국을 방문한 중국 환자들이 출국 일정으로 인해 재생관리를 못 받고 귀국하는 경우가 종종 있습니다. 그런 경우 재생크림과 보습제, 자외선 차단제를 반드시 준비하여 출국할 수 있도록 안내해야 합니다.

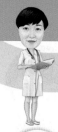
01 닥터 정이 상담해 드립니다!

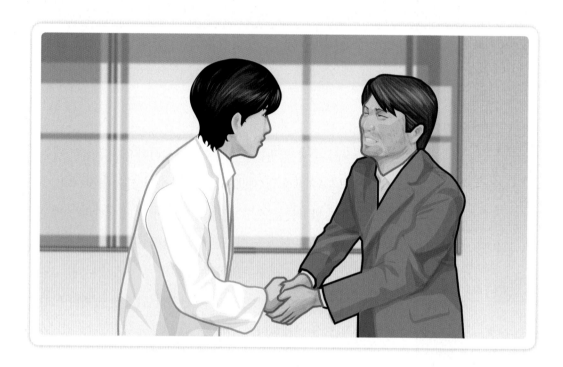

>>> 레이저 후 재생관리 激光治疗后的再生护理

郑医生：你好！您今天做了飞梭激光吗？

患　者：是的，脸火辣辣的！

郑医生：今天先给您做镇定护理，一周后过来做再生护理。

患　者：术后必须要做再生护理吗？

郑医生：是的，必须的。激光治疗以后皮肤处于敏感状态，一个月左右要用含表皮生长因子(EGF)或者透明质酸等帮助表皮再生成分的产品做护理，同时做导入左旋维c的美白护理，可以预防色素沉着，敏感，发红等副作用。

患　者：好的，知道了，一个星期后见。

닥터 정 : 안녕하세요. 오늘 프락셀 레이저 시술받으셨나요?

환　자 : 네. 얼굴이 화끈거리고 따갑네요.

닥터 정 : 네. 그러실 거예요. 오늘은 진정관리 해드릴게요. 다음 주 예약하시고 재생관리받으러 오세요.

환　자 : 재생관리는 꼭 받아야 하는 것인가요?

닥터 정 : 네. 꼭 받으시는 것이 좋습니다. 레이저 시술 후의 피부는 민감한 상태라 1달 정도는 재생에 도움이 되는 표피 성장인자나 히알루론산 등의 성분이 함유된 제품으로 관리를 받고 아스코르빅산 성분을 주입하는 이온토 관리를 받으시면 색소침착, 민감, 붉음증 등의 부작용을 예방할 수 있습니다.

환　자 : 네. 알겠습니다. 일주일 후에 뵐게요.

≫ 단어와 상용어구

火辣辣	huǒlālā	화끈화끈 뜨겁다
镇定护理	zhèndìng hùlǐ	진정 관리
敏感状态	mǐngǎn zhuàngtài	민감 상태
表皮生长因子	biǎopí shēngzhǎng yīnzǐ	표피 성장 인자(EGF)
透明质酸	tòumíngzhìsuān	히알루론산
左旋维C	zuǒxuánwéiC	아스코르빅산

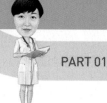

 기본을 다져야

> **≫ 메디컬 스킨케어란?** 医学护肤是什么?

医学护肤是医生根据不同患者的皮肤类型和年龄, 正确了解皮肤的问题点, 为解决各类皮肤问题, 而实施的皮肤护理。传统的皮肤护理和医学护肤最大的差距在于, 医学皮肤护理也属于疾病治疗的范围内。

■■■■■ 의사가 환자들의 다양한 피부 타입과 나이를 고려하여 피부의 문제점을 파악하고 이를 해결하기 위해 시행하는 피부관리입니다. 전통적인 피부관리와 메디컬 스킨케어의 가장 큰 차이는 피부관리를 질병치료 과정의 한 부분으로 포함 시킨다는 것입니다.

> **≫ 단어와 상용어구**

医学护肤	yīxué hùfū	메디컬 스킨케어
皮肤类型	pífū lèixíng	피부 유형
实施	shíshī	실시하다
传统	chuántǒng	전통적
差距	chājù	격차
范围	fànwéi	범위
属于	shǔyú	~에 속하다

≫ 자외선과 피부 紫外线和皮肤

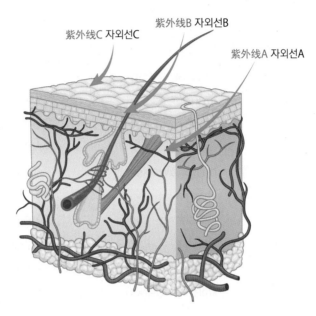

紫外线C 자외선C   紫外线B 자외선B   紫外线A 자외선A

紫外线可以细分为长波长UVA, 中波长的 UVB及短波长的UVC, 其中UVC在进入大气层时, 已在臭氧层的防护下被隔离, 能辐射到地面的只剩下UVA和UVB了。UVB又称"户外紫外线", 只要适当的遮掩即可隔离, 它是引起发红、发炎及晒伤的主因。UVA会折射进室内, 又称"室内紫外线", 其能深入真皮层, 会对胶原、弹力纤维甚至纤维母细胞造成破坏, 所以UVA不但会激发色素合成而使肤色变黑, 还是造成皮肤老化及细纹产生的主要原因。

■■■■ 자외선은 세분화하면 장파장의 UVA, 중파장의 UVB, 단파장의 UVC로 나뉘어 집니다. 그 중 UVC는 대기중에 진입할 때 이미 오존층의 보호로 차단되고 지면에는 나머지 UVA와 UVB만 도달하게 됩니다. UVB는 "옥외 자외선"이라고도 하는데 적절하게 가려주면 차단할 수 있으며 붉음증과 염증, 자외선 화상의 주요 원인입니다. UVA는 실내에 굴절되어 들어오므로 "실내 자외선"이라고도 불리며 진피층까지 침투하여 콜라겐과 엘라스틴심지어 섬유아세포도 파괴합니다. 그래서 UVA는 멜라닌의 합성을 유발하여 피부색을 검게 할 뿐아니라 피부의 노화 및 미세 주름을 만들어 내는 주된 원인입니다.

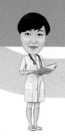

≫ 단어와 상용어구

紫外线	zǐwàixiàn	자외선
波长	bōcháng	파장
臭氧层	chòuyǎngcéng	오존층
防护	fánghù	방호하다
辐射	fúshè	복사하다
隔离	gélí	분리, 격리, 차단
户外紫外线	hùwài zǐwàixiàn	옥외 자외선
遮掩	zhēyǎn	막다, 덮어 가리다
晒伤	shàishāng	자외선 화상
折射	zhéshè	굴절하다
室内紫外线	shìnèi zǐwàixiàn	실내 자외선
纤维芽细胞	xiānwéiyá xìbāo	섬유아세포
激发	jīfā	불러 일으키다

 메디컬 스킨케어 키워드

≫ 반드시 알아야 하는 "필링" 必须了解的"换肤"

● 换肤术

换肤术是指人为性地祛除皮肤角质层死细胞的皮肤治疗方法, 可分为化学性换肤和物理性换肤。化学性换肤最普遍采用的材料是果酸(AHA), 水杨酸(BHA)和三氯醋酸(TCA)。物理性换肤根据其使用的仪器有水晶换肤、钻石换肤、激光换肤等。

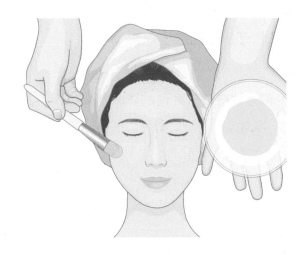

● 필링이란?

필링은 피부 각질층의 죽은 세포들을 인위적으로 없애 주는 피부 관리법으로 화학적 필링과 물리적 필링이 있습니다. 화학적 필링제로 가장 보편적으로 쓰이는 제재는 AHA와 BHA, TCA가 있고 물리적 필링에는 크리스탈 필링과 다이아몬드 필링, 레이저 박피 등이 있습니다.

≫ 단어와 상용어구

人为性	rénwéixìng	인위적
化学性换肤	huàxuéxìng huànfū	화학적 필링
物理性换肤	wùlǐxìng huànfū	물리적 필링
果酸	guǒsuān	알파하이드록시산 (alpha hydroxy acid; AHA)
水杨酸	shuǐyángsuān	살리실릭산(salicylic acid; BHA)
三氯醋酸	sānlǜcùsuān	트리클로로아세트산 (trichloroacetic acid; TCA)
水晶换肤	shuǐjīng huànfū	크리스탈 필링
钻石换肤	zuànshí huànfū	다이아몬드 필링
激光换肤	jīguāng huànfū	레이저 박피(필링)

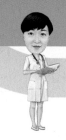
>>> 자외선 차단제 了解防晒霜

防晒霜是指添加了能阻隔或吸收紫外线的防晒剂来防止肌肤晒黑、晒伤的化妆品。具体而言, 阻隔紫外线的防晒剂一般是指物理性防晒成分, 主要成分是氧化锌、二氧化钛等。吸收紫外线的防晒剂一般是指化学性防晒成分。

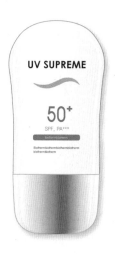

● 防晒指数

购买防晒霜时, 必须确认SPF和PA两种指数。SPF是针对UVB的, PA是针对UVA的。

● 正确的用法

1. 涂抹防晒霜30分钟后再出门。
2. 每隔3~5个小时涂一次防晒霜。
3. 在阳光很强的天气出门, 最好戴上帽子、太阳镜或打遮阳伞。
4. 为了良好的防晒效果涂抹充分的量。
5. 因为防晒霜容易氧化, 超过有效期, 它的防晒效果会明显下降, 而且对皮肤也有害, 因此建议在打开后1年之内用完。

선크림은 피부막을 쳐서 자외선을 반사하거나 흡수하는 자외선 차단 제재를 첨가하여 피부의 그을림과 자외선 화상을 막는 화장품입니다. 자외선을 가로막는 차단제는 일반적으로 물리적인 자외선 차단 성분을 말하며 징크디옥사이드와 티타늄디옥사이드 등이 있습니다. 자외선을 흡수하여 자외선을 차단하는 차단제는 일반적으로 화학적 자외선 차단제 성분을 지칭합니다.

● 자외선 차단지수

선크림을 구입할 때 반드시 SPF와 PA 두 가지 지수를 확인해야 합니다. SPF는 UVB의 차단지수 이고 PA는 UVA의 차단지수입니다.

●정확한 사용법

1. 외출 30분 전에 선크림을 바릅니다.

2. 3~5시간 간격으로 선크림을 바릅니다.

3. 햇빛이 강한 날 외출할 경우 모자와 선글라스 혹은 양산을 쓰는 것이 좋습니다.

4. 효과적인 자외선 차단을 위해 충분한 양을 바릅니다.

5. 선크림은 쉽게 산화되므로 유효기간이 지나면 자외선 차단 효과가 떨어지고 피부에도 자극을 주기 때문에 개봉 후 1년 이내에 사용하시는 것이 좋습니다.

≫ 단어와 상용어구

防晒霜	fángshàishuāng	자외선 차단 크림
添加	tiānjiā	첨가하다
阻隔	zǔgé	가로막다
晒黑	shàihēi	볕에 타다
具体而言	jùtǐ éryán	구체적으로 말하자면
物理性防晒成分	wùlǐxìng fángshài chéngfèn	물리적인 자외선 차단 성분
氧化锌	yǎnghuàxīn	징크옥사이드(zinc oxide)
二氧化钛	èryǎnghuàtài	티타늄디옥사이드 (titanium dioxide)
化学性防晒成分	huàxuéxìng fángshài chéngfèn	화학적인 자외선 차단 성분
防晒指数	fángshài zhǐshù	자외선 차단지수
出门	chūmén	외출하다
遮阳伞	zhēyángsǎn	양산
氧化	yǎnghuà	산화, 산화하다
有效期	yǒuxiàoqī	유효기간

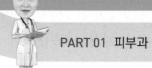

04 메디컬 스킨케어 묻고 답하기

>> 有关医学护肤的问答

问 经常做换肤术会不会使皮肤变得特别薄呢?

答 换肤术是指去除皮肤最外层的一部分表皮的治疗法。因为皮肤会不断再生, 所以遵照医生的医嘱做护肤, 会使皮肤变得健康而更加美丽。

问 敏感的皮肤可以做换肤术吗?

答 可以的。敏感的皮肤做换肤时要小心一些。医生得充分了解患者的皮肤状态, 对于敏感的皮肤使用正确的药物。

Q 필링을 자주하면 피부가 얇아지나요?

A 필링은 피부의 가장 바깥 층인 표피의 일부를 제거하는 시술입니다. 피부는 끊임없이 재생되기 때문에 의사의 지시에 따른 필링은 오히려 피부를 건강하고 아름답게 만들어 줍니다.

Q 민감한 피부도 필링을 할 수 있나요?

A 가능합니다. 하지만 민감성 피부에 필링을 할 경우에는 조심해야 합니다. 의사가 환자의 피부 상태를 충분히 파악하여 민감한 피부에 맞는 약물을 사용해야 합니다.

>> 단어와 상용어구

变薄	biànbáo	얇아지다
遵照	zūnzhào	따르다
不断再生	búduàn zàishēng	끊임없이 재생하다
敏感	mǐngǎn	민감하다

(问) 换肤术后什么时候开始正常生活?

(答) 换肤术种类繁多, 种类不同脱落角质的程度也会不同。轻度的换肤术对于日常生活不会有什么影响。还有重度的换肤术也会让角质持续脱落7~10天左右, 之后就可恢复正常生活。

(问) 医学护肤美白管理是怎么做的?

(答) 利用导入功能仪器激活维生素C, 在皮肤没有任何损伤的情况下将高浓缩离子化的维生素C导入到皮肤深层, 改善皮肤黯淡和老化的问题。

(Q) 필링 후 일상 생활이 가능한 시기는 언제인가요?

(A) 필링의 종류는 다양하고 종류가 다르면 각질이 탈락되는 정도도 차이가 납니다. 가벼운 필링은 일상 생활에 지장이 없습니다. 그리고 강도가 센 필링의 경우도 대개 7~10일 정도면 각질이 탈락되며 그 후 일상 생활에는 지장이 없습니다.

(Q) 메디컬 스킨케어 미백 관리는 어떻게 하나요?

(A) 바이탈이온트라는 기계를 이용하여 비타민C를 활성화 시켜 피부 손상 없이 피부 깊숙한 곳까지 고농축 이온화된 비타민C를 침투시킴으로써 칙칙한 피부와 피부 노화 문제를 개선합니다.

≫ 단어와 상용어구

角质脱落	jiǎozhì tuōluò	각질탈락
轻度的换肤	qīngdù de huànfū	가벼운 필링
持续	chíxù	지속하다
导入功能仪器	dǎorù gōngnéng yíqì	주입 기능 의료기기(바이탈이온트)
高浓缩	gāonóngsuō	고농축
激活	jīhuó	활성화시키다
黯淡	àndàn	칙칙하다, 어둡다

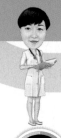

 05 필링 전 꼭 말해줘야 하는

>>> **필링 후 주의사항** 术后注意事项

- 术后一个星期左右不要做剧烈的运动、洗桑拿和游泳。
- 出门30分钟前需涂抹防晒霜。

- 시술 후 일주일 정도 심한 운동이나 사우나, 수영은 피해 주세요.
- 외출 30분 전에는 선크림을 발라 주세요.

- 术后第3~4天开始角质就会自然脱落，请不要用手去抠，让角质层自然脱落。
- 术后一段时间皮肤会变得干燥粗糙，请认真涂抹保湿霜。

- 시술 3~4일 후부터 각질이 탈락될 수 있으나 손으로 떼어내지 마시고 자연스럽게 떨어 질 수 있도록 해주세요.
- 시술 후 건조한 느낌이 들 수 있으니 보습제를 잘 발라주세요.

>>> **단어와 상용어구**

用手去抠	yòngshǒu qùkōu	손으로 떼다, 파다
干燥粗糙	gānzào cūcāo	건조하고 거칠다
保湿霜	bǎoshīshuāng	보습크림

- 术后一个星期不要使用去角质产品和含有果酸(AHA)成份的产品。
- 시술 후 일주일 간은 스크럽 제품과 아하(AHA) 성분의 화장품을 피해 주세요.

당신에게만 공개하는 닥터 정의 현장 메모

>>> 참 다양한 아하(AHA)! 各种各样的果酸!

果酸(AHA)有很多种, 在化妆品中主要用的果酸(AHA)是甘醇酸、乳酸、羟基丁二酸(苹果酸)、柠檬酸、酒石酸这五种。其中最常用的是甘醇酸和乳酸。果酸(AHA)直接作用在表皮上改善各种角质化的皮肤, 如紫外线损伤、干燥, 非正常细胞的生长及因吸烟或过度的保湿而引起的角质化皮肤。特别是由于光损伤会造成表皮变厚皮肤黯淡粗糙, 果酸(AHA)能很好的祛除这种的角质层, 恢复正常角质层的外观。

▬▬▬ 아하(AHA)란?

아하(AHA)는 종류가 매우 다양한데 화장품에 주로 쓰이는 AHA는 글리콜산, 락틱산, 사과산, 구연산, 주석산(타르타르산) 5종류입니다. 이중에서 가장 흔히 쓰이는 것은 글리콜릭산과 락틱산입니다. 아하(AHA)는 표피에 직접적으로 작용해 햇볕손상, 건조함, 비정상적인 세포성장, 흡연, 지나친 보습 등 여러 요인으로 각질화된 피부를 개선해 줍니다. 특히 햇볕에 의한 손상은 표피를 두껍게 만들어 피부결을 칙칙하고 거칠게 만드는데, 아하(AHA)는 이러한 각질층을 훌륭하게 제거해 정상적인 각질층 모습을 회복시켜 줍니다.

>>> 단어와 상용어구

甘醇酸(甘蔗酸、乙二醇酸)	gānchúnsuān	글리콜릭산 : 사탕수수
乳酸	rǔsuān	락틱산 : 우유
苹果酸(羟基丁二酸)	píngguǒsuān	사과산 : 사과
柠檬酸	níngméngsuān	구연산 : 레몬
酒石酸	jiǔshísuān	주석산 : 포도

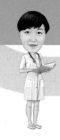
≫ 이온영동법 Iontophoresis 离子导入法

某些物质溶于水时，会离子化，在水中分解成带正电荷和负电荷的离子，就可藉由离子的移动导电。当我们置入通过连续性直流电的正负两个电极时，带正电性离子会远离正极向负极移动，而带负电性离子则离开负极向正极移动，利用离子在水中转移，想成电流通路。利用上述的概念，把两电极分别置放，以人体表面做为两电极沟通的介质，利用同电性互相排斥，使有效的离子移动时就会进入人体，达到将药物导入的疗效。离子导入法最常用的导入药物是美白治疗剂左旋维生素C。

■■■■■ 어떠한 물질은 물에 용해시키면 이온화가 되어 물속에서 양전하와 음전하를 띤 이온으로 분해되고 이온의 이동을 통해 전류가 흐르게 됩니다. 연속 직류의 방식으로 양극 음극의 두 전극을 배치했을 때 양이온은 양이온을 밀어내고 음극으로 이동하며 음이온은 음이온을 밀어내고 양이온 방향으로 움직이는데 이온의 물속에서의 전이를 이용하여 전류의 통로를 만들고자 한 것입니다. 이 원리를 이용하여 양극을 나누어 배치하고 피부를 양극의 매개체로

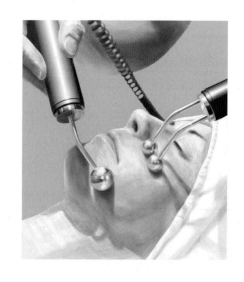

삼아 동일한 극성이 서로 밀어내게 하여 유용한 이온을 인체 내로 이동시켜 약물의 치료효과가 나타나게 됩니다. 이온영동법으로 가장 자주 사용되는 약물은 미백치료 약물인 아스코르빅산입니다.

≫ 단어와 상용어구

离子导入法	lízǐ dǎorùfǎ	이온영동법
离子化	lízǐhuā	이온화
分解	fēnjiě	분해
带	dài	띠다
正电荷	zhèngdiànhè	양전하
负电荷	fùdiànhè	음전하
藉由	jièyóu	~을 통하여
导电	dǎodiàn	전기가 통하다
连续性直流	liánxùxìng zhíliú	연속 직류
电极	diànjí	전극
远离	yuǎnlí	멀리하다
转移	zhuǎnyí	이동하다, 전이하다
沟通	gōutōng	교류하다, 통하다
介质	jièzhì	매개체
互相排斥	hùxiāng páichì	서로 밀어내다
疗效	liáoxiào	치료 효과
左旋维生素C	zuǒxuán wéishēngsù C	L-아스코르빅산 (L-ascoribic acid)

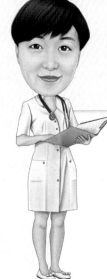

연습 문제

한국어 단어에 상응하는 중국어를 선택하세요.

01. 메디컬 스킨케어

① 医学护肤　　② 护肤品　　③ 生活美容　　④ 美容院

02. 피부 유형

① 皮肤问题　　② 皮肤类型　　③ 黯淡皮肤　　④ 干性皮肤

03. 자외선

① 红外线　　② 可见光　　③ 紫外线　　④ x光线

04. 오존층

① 对流层　　② 中间层　　③ 暖层　　④ 臭氧层

05. 옥외 자외선(UVB)

① 户外紫外线　　② 红外线　　③ 辐射热　　④ 光线

06. 실내 자외선(UVA)

① 户外紫外线　　② 室内紫外线　　③ 伽玛线　　④ X光线

07. 섬유아세포(fibroblst)

① 郎格罕细胞　　② 角质细胞　　③ 纤维芽细胞　　④ 黑色素细胞

08. 알파하이드록시산(alpha hydroxy acid)

① 水杨酸　　② 乳酸　　③ 酒石酸　　④ 果酸

09. 트리클로로아세트산(trichloroacetic acid)

　① 三氯醋酸　　　② 柠檬酸　　　③ 苹果酸　　　④ 强酸

10. 물리적인 자외선 차단 성분

　① 化学性防晒成分　　　② 物理性防晒成分

　③ 水杨酸　　　④ 吸收性防晒成分

11. 자외선 차단지수

　① 成长指数　　　② 培养指数　　　③ 防晒指数　　　④ 成功指数

12. 징크옥사이드(zinc oxide)

　① 二氧化钛　　　② 钛白粉　　　③ 锌　　　④ 氧化锌

13. 각질탈락

　① 角质脱落　　　② 真皮脱落　　　③ 脱发　　　④ 色素沉淀

14. 글리콜릭산

　① 苹果酸　　　② 甘醇酸　　　③ 甘蔗酸　　　④ 乙二醇酸

15. 산화하다

　① 氧化　　　② 酸化　　　③ 氧气　　　④ 酸气

16. 자외선 차단 크림

　① 隔离霜　　　② 防晒霜　　　③ 精华　　　④ 紧致霜

정답 ｜ 01.① 02.② 03.③ 04.④ 05.① 06.② 07.③ 08.④ 09.① 10.② 11.③ 12.④
　　 13.① 14.②③④ 15.① 16.①②

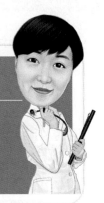

CHAPTER 04

닥터 정과 함께하는 퍼펙트 의료중국어

쥬비덤 정품이 아닐 수도 있어요! _주사요법
"那个不一定是乔雅登正品!"

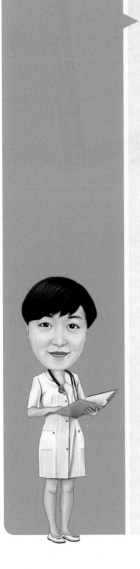

대다수의 중국인들은 쁘띠 성형에 대해 매우 긍정적인 생각을 가지고 있습니다. 대중적으로는 성형, 즉 수술은 접근하기 힘들지만 비수술은 안전하고 좋은 방법이라는 생각이 뿌리 깊다는 의미입니다. 중국 내에 2~3년 전부터 병원도 아니고 에스테틱도 아닌 의료 작업실(工作室)이 유행을 하고 있다고 합니다. 쉽게 말하면 의사들의 개인 작업실 개념입니다. 한국의 의료 시스템으로는 이해할 수 없는 문화이긴 하지만, 이곳을 통해 중국 고객들이 아직 중국 CFDA에서 정식 허가가 나지 않은 많은 국제 브랜드 제품들을 접하는 경우가 많습니다. 그래서 상담을 할 때 관찰을 해보면 중국 고객들이 현재 한국에서 사용하는 수입 필러와 보톡스 브랜드를 알고 있으며 직접 그 브랜드를 맞고 싶다고 요구하기도 합니다.

하지만 그러한 음성적인 시술 문화 때문인지 중국 내 정상의료기관이 아닌 곳에서 비정상적인 공업용 물질을 주입하고 그 부작용으로 인한 상담이 빈번해졌으며 또 그 이물질을 제거하기 위해 한국을 방문하시는 중국 분들도 상대적으로 많아지고 있습니다.

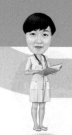
01 닥터 정이 상담해 드립니다!

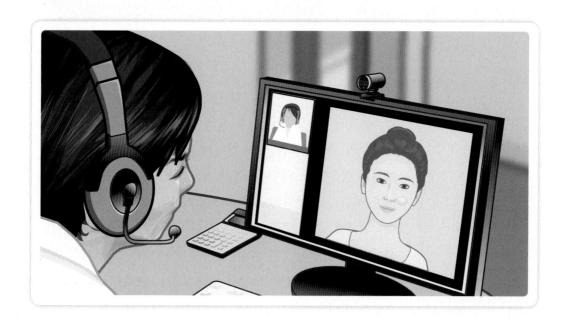

>> 필러 및 PRP QQ 화상 상담 视频咨询填充剂和PRP

💬 QQ 视频咨询

🔵 患　者：郑医生, 您好!

　　郑医生： 您好~您要咨询什么方面的?

🔵 患　者：您看, 我的苹果肌这一块! 好像有什么疙瘩似的, 里面有硬块。

　　郑医生：您以前填充过什么吗?

🔵 患　者：我3年前在苹果肌这里打过乔雅登玻尿酸, 大概1年前发现变硬了, 而且甚至还有点往下移。

　　郑医生：找过那家医院吗?

● 患　者：我不是在医院打的。就在社区里个人工作室打的。后来我找过那个工作室，医生已经走了，他原来不是常驻的医生。所以在国内找了一家美容医院打了透明质酸酶，不知道什么原因还是溶不掉。这个去韩国可以去掉吗？

郑医生：哦，那样啊。我看，那个不一定是乔雅登真货。如果是真货的话，打透明质酸酶肯定是可以溶解的。

● 患　者：怎么办啊！！

郑医生：准确的结果要等您来韩国的时候再做进一步检查，才能确定填充的是什么，先不要太伤心了。如果真的是工业用材料，就需要切开后把填充物刮取出来。

● 患　者：我的天啊！好恐怖啊～能不能全部都拿掉呢？

郑医生：有一些已经渗入到组织里了，所以不一定能全部都去除的，只能说尽量吧！

● 患　者：我去韩国拿掉这个硬块，顺便还想要改善一下我的肤色。您看我的皮肤，肤色多么差呀！

郑医生：可以～ 建议打自体血清注射。

● 患　者：那个是什么呀？

郑医生：英文名称叫PRP注射，是从您自己的血液里提炼出来血小板生长因子再注射到您的皮肤。

● 患　者：啊！听说过！人家说挺好。

郑医生：现在视频上看您的肤色有点不均匀，而且有一点暗淡，打了PRP会改善得很多。

● 患　者：谢谢！今天到这儿吧。后天一样的时间可以视频吗？

郑医生：好的～ 拜拜！

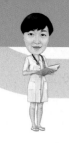

💬 QQ 화상 상담

● 환　자 : 닥터 정, 안녕하세요!

닥터 정 : 네. 안녕하세요! 어떤 상담하고 싶으세요?

● 환　자 : 보세요. 여기 눈밑 광대요! 마치 무슨 덩어리가 있어 보이죠. 안에 딱딱한 것이 있어요.

닥터 정 : 전에 뭐 주입했어요?

● 환　자 : 3년 전에 눈밑 광대에 쥬비덤을 맞았는데 약 1년 전부터 만지면 딱딱하기도 하고 심지어 밑으로 내려온 것 같아요.

닥터 정 : 그 병원에 찾아가 봤어요?

● 환　자 : 병원에서 맞은 게 아니라 동네 개인 의료 작업실에서 맞았어요. 나중에 가보니 의사는 상주하는 의사가 아니라 이미 없더라고요. 그래서 중국 내 미용병원을 찾아가 히알라제를 맞았어요. 그런데 왜 그런지 녹지를 않아요. 이거 한국 가면 해결할 수 있을까요?

닥터 정 : 아, 그랬군요. 제가 볼 때 그 제품이 쥬비덤 정품이 아닌 것 같아요. 만약 정품이었으면 히알라제 맞으면 녹거든요.

● 환　자 : 어떡해요!!

닥터 정 : 정확하게 주입한 것이 어떤 물질인지는 한국에 오셨을 때 다시 검사를 해야 알 수 있어요. 우선 너무 상심하지 마세요. 하지만 만약 정말 공업용 재료라면 절개 후에 내용물을 긁어내야 해요.

● 환　자 : 오마이 갓! 무섭네요. 다 제거할 수 있나요?

닥터 정 : 일부는 이미 조직 내로 흡수가 되었기 때문에 모두 제거하지는 못해요. 최선을 다해 제거하는 거죠.

● 환　자 : 그리고 한국에 가서 이물질을 제거하면서 제 피부톤도 좀 개선하고 싶어요. 제 피부 좀 보세요. 피부톤이 정말 엉망이에요!

닥터 정 : 네. 가능해요. 자가혈 피부재생술을 권해드려요.

● 환　자 : 그게 뭔가요?

　닥터 정 : 영어로 PRP 주사라고 하는데 자신의 혈액에서 혈소판 성장인자를 채취하여
　　　　　자신의 피부에 주사하는거예요.

● 환　자 : 아 들어봤어요! 사람들이 좋다고 하더라고요.

　닥터 정 : 지금 화상으로 보니까 환자분 피부톤이 고르지 못하고 좀 칙칙해 보이는 편
　　　　　이에요. 그렇지만 피알피 맞으시면 많이 개선될 거예요.

● 환　자 : 고마워요. 오늘은 여기까지 하는 것이 좋겠어요. 모레 같은 시간에 화상 더
　　　　　할 수 있을까요?

　닥터 정 : 네. 좋아요. 바이바이!

≫ 단어와 상용어구

苹果肌	píngguǒjī	앞광대
疙瘩	gēda	덩어리, 응어리
乔雅登	qiáoyādēng	쥬비덤
玻尿酸	bōniàosuān	히알루론산
社区	shèqū	지역, 동네
工作室	gōngzuòshì	작업실, 스튜디오
常驻医生	chángzhù yīshēng	상주의사
透明质酸酶	tòumíngzhì suānméi	히알라제(hyaluronidase)
玻尿酸溶解酶	bōniàosuān róngjiěméi	히알라제(hyaluronidase)
溶不掉	róngbudiào	녹일 수 없다
刮出来	guā chūlái	긁어내다
差	chà	나쁘다, 좋지 않다
自体血清注射	zìtǐ xuèqīng zhùshè	PRP
提炼	tíliàn	추출하다
血小板	xuèxiǎobǎn	혈소판
生长因子	shēngzhǎng yīnzǐ	성장인자
视频	shìpín	동영상, 화상

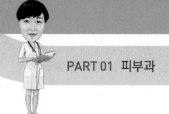

02 기본을 다져야

>> 주름이 깊어지는 이유 **皱纹加深的原因**

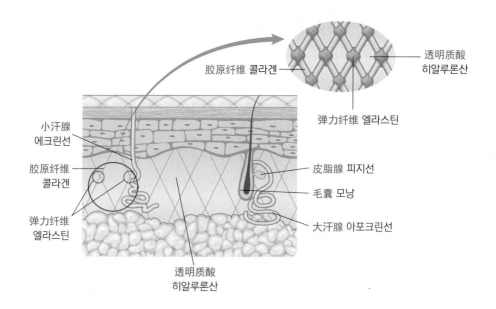

胶原纤维 콜라겐
透明质酸 히알루론산
弹力纤维 엘라스틴
小汗腺 에크린선
胶原纤维 콜라겐
弹力纤维 엘라스틴
皮脂腺 피지선
毛囊 모낭
大汗腺 아포크린선
透明质酸 히알루론산

皱纹是因真皮层胶原纤维和弹力纤维、透明质酸的流失，而在皮肤表面生成的沟。虽然随着老化程度而皱纹加深，再加上紫外线、环境污染、吸烟或者季节等外界原因，还有压力、疾病、遗传等内部原因，更容易加深皱纹。

▬▬▬▬ 주름은 피부 진피층의 콜라겐과 엘라스틴, 히알루론산 등의 유실로 인해 피부 표면에 생성되는 골을 의미합니다. 노화 정도에 따라 주름이 깊어지지만 자외선, 환경오염, 담배나 계절 등 외적인 요인과 스트레스, 질병, 유전 등 내적인 원인이 더해지면 주름이 더 잘 생깁니다.

>>> 단어와 상용어구

皱纹	zhòuwén	주름
弹力纤维	tánlì xiānwéi	엘라스틴
流失	liúshī	유실되다
沟	gōu	골, 도랑
环境污染	huánjìng wūrán	환경 오염
季节	jìjié	계절, 철
外界原因	wàijiè yuányīn	외적인 요인
压力	yālì	스트레스
遗传	yíchuán	유전

>>> 주름의 이름을 찾아 주세요! 面部皱纹的名称

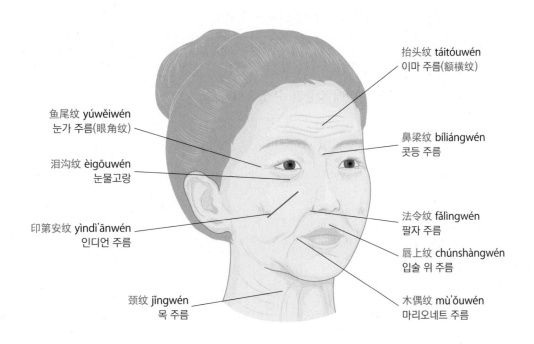

抬头纹 táitóuwén
이마 주름(额横纹)

鱼尾纹 yúwěiwén
눈가 주름(眼角纹)

鼻梁纹 bíliángwén
콧등 주름

泪沟纹 èigōuwén
눈물고랑

印第安纹 yìndì'ānwén
인디언 주름

法令纹 fǎlìngwén
팔자 주름

唇上纹 chúnshàngwén
입술 위 주름

颈纹 jǐngwén
목 주름

木偶纹 mù'ǒuwén
마리오네트 주름

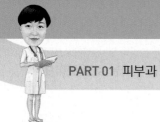
03 주사요법 키워드

> **≫ 보톡스와 필러** 肉毒素和填充剂

肉毒素是A型肉毒杆菌的衍生产物，它通过阻断肌肉与运动神经之间的递质(乙酰胆碱)，使肌纤维不能收缩以达到消除皱纹的治疗效果。注射肉毒素主要用于祛除面部表情皱纹，比如抬头纹、眉间纹、鱼尾纹等，也可用于治疗咬肌肥大。

最常用的玻尿酸填充剂是让皮肤看起来饱满、丰盈、有弹性，主要用于去除面部出现较久的静态皱纹。除了能去除较深的皱纹外，它还能改善其皮肤软组织的外观，比如应用在嘴唇、脸颊，小颜，乳房，卧蚕等部位。

▬▬▬ 보톡스는 A형 보톡스균의 산물로 근육과 운동 신경간의 신경 전달 물질을 차단함으로 근섬유질의 수축을 막아 주름을 제거합니다. 보톡스는 주로 이마 주름, 미간 주름, 눈가 주름 등 얼굴의 표정 주름(동작성 주름)에 적용하며 교근의 과도한 발달도 치료합니다. 가장 상용화되어 있는 히알루론산 필러는 피부가 볼륨있고 탄력있어 보이도록 만들어 주는데 주로 생성된지 오래되어 고착화된 주름(정태성 주름)에 적용합니다. 필러는 비교적 깊은 주름을 제거할 뿐 아니라 피부 연조직의 외관을 개선할 수 있는데 예를 들면 입술, 볼살, 턱, 가슴, 애교살 등의 부위에 적용할 수 있습니다.

➤➤➤ 단어와 상용어구

A型肉毒杆菌	A xíng ròudúgǎnjūn	A 형보톨리늄톡신
衍生产物	yǎnshēng chǎnwù	파생산물
阻断	zǔduàn	차단하다
递质	dìzhì	전달물질
乙酰胆碱	yǐxiān dǎnjiǎn	아세틸콜린(acetylcholine)
肌纤维	jīxiānwéi	근섬유
收缩	shōusuō	수축하다
消除	xiāochú	제거하다
咬肌	yǎojī	교근
肥大	féidà	비대, 이상비대
丰盈	fēngyíng	풍만하다
静态皱纹	jìngtài zhòuwén	고정주름, 정태주름
软组织	ruǎnzǔzhī	연조직
嘴唇	zuǐchún	입술
小颏	xiǎokē	턱
乳房	rǔfáng	유방
卧蚕	wòcán	애교살

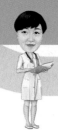

≫ 필러 페이스 & 바디 맵 填充剂注射 FACE & BODY MAP

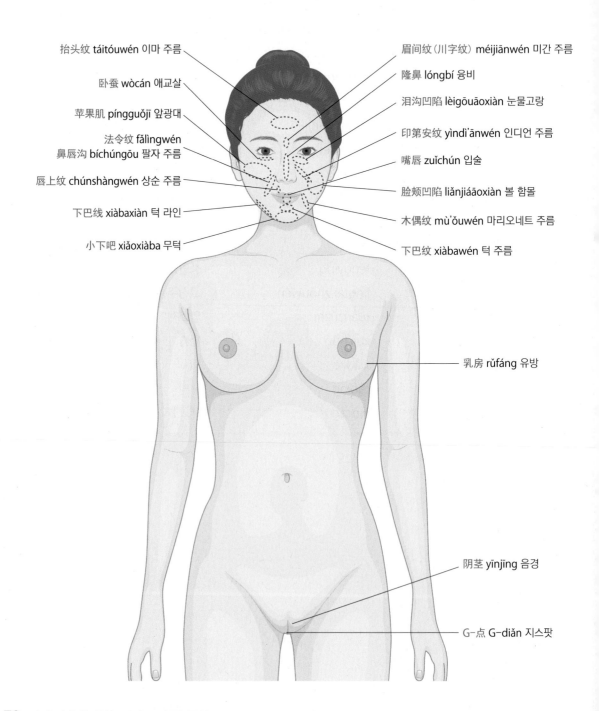

抬头纹 táitóuwén 이마 주름

卧蚕 wòcán 애교살

苹果肌 píngguǒjī 앞광대

法令纹 fǎlìngwén
鼻唇沟 bíchúngōu 팔자 주름

唇上纹 chúnshàngwén 상순 주름

下巴线 xiàbaxiàn 턱 라인

小下吧 xiǎoxiàba 무턱

眉间纹（川字纹）méijiānwén 미간 주름

隆鼻 lóngbí 융비

泪沟凹陷 lèigōuāoxiàn 눈물고랑

印第安纹 yìndì'ānwén 인디언 주름

嘴唇 zuǐchún 입술

脸颊凹陷 liǎnjiáāoxiàn 볼 함몰

木偶纹 mù'ǒuwén 마리오네트 주름

下巴纹 xiàbawén 턱 주름

乳房 rǔfáng 유방

阴茎 yīnjīng 음경

G-点 G-diǎn 지스팟

≫ 보톡스 페이스 & 바디 맵 肉毒素注射 FACE & BODY MAP

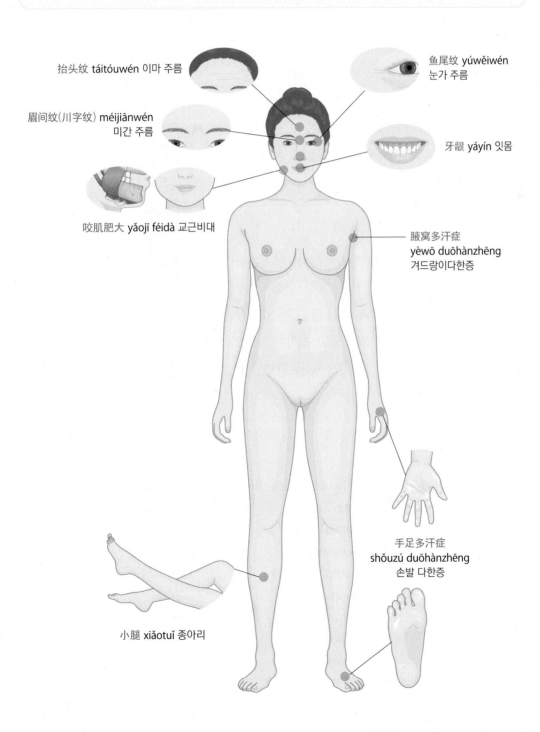

抬头纹 táitóuwén 이마 주름

鱼尾纹 yúwěiwén
눈가 주름

眉间纹(川字纹) méijiānwén
미간 주름

牙龈 yáyín 잇몸

咬肌肥大 yǎojī féidà 교근비대

腋窝多汗症
yèwō duōhànzhēng
겨드랑이다한증

手足多汗症
shǒuzú duōhànzhēng
손발 다한증

小腿 xiǎotuǐ 종아리

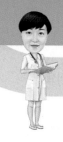

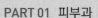

≫ 자가혈 피부재생술 "PRP" 自体血清注射

PRP为Platelet-rich plasma的缩写，意思是富血小板血浆，具有迅速止血，止痛，加速伤口愈合的作用。把高浓缩的血小板从自己的血液中提纯出来，再注射回自身有皱纹黯淡的皮肤，可激活皮肤的修复能力，不仅可使皱纹得到改善，还可让皮肤质地变得更加紧致有光泽。

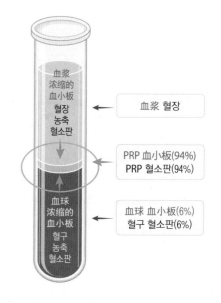

血浆 혈장

PRP 血小板(94%)
PRP 혈소판(94%)

血球 血小板(6%)
혈구 혈소판(6%)

▰▰▰▰ 자가혈 피부재생술

PRP는 Platelet-rich plasma의 약자로 뜻은 혈소판이 풍부한 혈장입니다. 신속한 지혈, 통증 완화, 상처 회복 작용을 합니다. 고농축된 혈소판을 자신의 혈액에서 정제해 내어 다시 주름이 있고 칙칙한 자신의 피부에 주사하면 피부의 재생능력을 촉진시켜 피부의 주름이 개선될 뿐 아니라 탄력있고 광택있는 피부가 됩니다.

≫ 단어와 상용어구

自体血清注射	zìtǐ xuèqīng zhùshè	자가혈 피부재생술
血小板	xuèxiǎobǎn	혈소판
迅速	xùnsù	신속하게
血浆	xuèjiāng	혈장
伤口愈合	shāngkǒu yùhé	상처 회복
高浓缩	gāonóngsuō	고농축
提纯	tíchún	정제하다
光泽	guāngzé	광택
血球	xuèqiú	혈구

주사요법 묻고 답하기

≫ 有关注射疗法的问答

问 肉毒素可以反复注射吗?

答 小剂量的肉毒素注射后过一段时间会100%被分解, 对人体无害, 因此反复打也没关系。

问 肉毒素没有副作用吗?

答 注射后少数人可能会有头痛或者眩晕症的症状, 但只是一过性的现象。

Q 보톡스를 반복적으로 맞아도 괜찮을까요?

A 소량의 보톡스는 주사 후 시간이 지나면 100% 분해되어 없어지므로 인체에 무해하며 반복 시술을 하셔도 문제가 없습니다.

Q 보톡스 부작용은 없나요?

A 주사 후 일부의 경우 두통 혹은 현기증 증세 등이 있을 수 있으나 일시적인 현상입니다.

≫ 단어와 상용어구

分解	fēnjiě	분해하다
无害	wúhài	무해하다
副作用	fùzuòyòng	부작용
眩晕	xuànyùn	현기증나다
一过性	yíguòxìng	일시적인

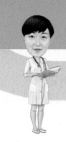

问 填充剂是由什么成份构成的?

答 填充剂的成份是非常多。其中胶原蛋白, 透明质酸是最代表性成份, 目前最常用的是透明质酸。

问 填充剂没有副作用吗? 有的话有哪些副作用?

答 有。术后有因填充剂栓塞引起的失明、还有填充剂压迫血管引起的皮肤坏死, 但非常罕见。这些情况和医生的操作水平有关系。

Q 필러는 어떤 성분으로 되어 있나요?

A 필러의 성분은 다양합니다. 콜라겐, 히알루론산이 대표적이며 현재 가장 많이 쓰이는 성분은 히알루론산입니다.

Q 필러 시술의 부작용은 있나요? 있다면 어떤 부작용이 있나요?

A 있습니다. 필러 색전증으로 인한 실명과 필러가 혈관을 압박하면서 나타나는 피부괴사 현상이 있습니다만 자주 볼 수 있는 부작용은 아니며 의사의 임상 수준과 관계가 있습니다.

≫ 단어와 상용어구

胶原蛋白	jiāoyuán dànbái	콜라겐
栓塞	shuānsè	색전증
失明	shīmíng	실명하다
压迫	yāpò	압박하다
坏死	huàisǐ	괴사
罕见	hǎnjiàn	흔하지 않은

问 什么情况下适合做脂肪移植，什么情况下适合打填充剂呢？

答 脂肪移植手术后少部分会被吸收，剩下的脂肪则会永久存活。在多个部位进行填充手术，并且要求整体性丰满的时候可做脂肪移植。填充剂的效果维持期限有限，需要反复注射来维持外观形态。因此，需要及时而且少部位的矫正的情况，可以用填充剂来注射。

Q 어떤 경우 지방이식을 하고 어떤 경우 필러를 하나요?

A 지방이식은 시술 후 일부의 지방은 흡수되고 살아 남은 부분은 영구적으로 자리를 잡게 됩니다. 여러 군데를 시술해야 하며 전체적으로 많은 볼륨을 보충하고자 할 때 지방이식을 합니다. 필러는 시술 후 유지 기간이 한계가 있으므로 반복 시술로 외관의 형태를 유지합니다. 그러므로 적은 부위의 즉각적인 교정이 필요한 경우에는 필러를 주사합니다.

≫ 단어와 상용어구

被吸收	bèixīshōu	흡수되다
剩下	shèngxià	남다
期限	qīxiàn	기한
有限	yǒuxiàn	한계가 있다
永久存活	yǒngjiǔ cúnhuó	영구적으로 살아남다
整体性	zhěngtǐxìng	전체적인
丰满	fēngmǎn	볼륨, 풍만
及时	jíshí	즉시
矫正	jiǎozhèng	교정하다

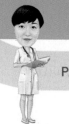

05 주사 시술 전 꼭 말해줘야 하는

 보톡스 시술 후 주의사항 肉毒素注射后注意事项

● 千万不要揉注射的部位。

● 注射后在注射部位4小时之内不要沾水。

● 주사 맞은 부위는 절대로 비비지 않습니다.

● 주사 후 4시간 동안은 주사 부위에 물이 닿지 않게 합니다.

➤➤ 단어와 상용어구

千万	qiānwàn	꼭, 반드시
揉	róu	주무르다
沾水	zhānshuǐ	물을 묻히다

● 瘦脸针(肉毒素)注射后短时间内会感觉到咀嚼力变弱。

● 尽量避免食用口香糖或者鱿鱼等需要用力咀嚼，易导致肌肉肥大的食物。

● 사각턱 보톡스 시술 후 일시적으로 씹는 힘이 약하게 느껴질 수 있습니다.

● 껌이나 오징어 등 턱 근육을 많이 사용하여 근육 비대를 초래하는 음식은 최대한 피하는 것이 좋습니다.

≫ 단어와 상용어구

瘦脸针	shòuliǎnzhēn	교근 축소 주사
咀嚼	jǔjué	저작하다, 씹다
口香糖	kǒuxiāngtáng	껌
鱿鱼	yóuyú	오징어
咬肌	yǎojī	교근
用力	yònglì	힘을 많이 들이다
肌肉肥大	jīròu féidà	근육이 비대해 지다

≫ 필러 시술 후 주의사항 填充剂注射后注意事项

● 不可过度按揉术后部位。

● 术后一周之内不要蒸桑拿。

● 시술받은 부위를 과도하게 문지르면 안됩니다.

● 시술 후 일주일 정도 사우나를 피하도록 합니다.

≫ 단어와 상용어구

揉	róu	주무르다

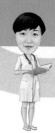

● 术后一周避免剧烈的运动。

● 水肿, 淤青, 轻微的瘙痒, 异物感以及红斑等现象会自然消失。

● 시술 후 일주일은 과격한 운동을 피해 주세요.

● 시술 후 붓기, 멍, 약간의 가려움, 이물감 및 홍반 등의 현상은 자연스럽게 없어집니다.

≫ 단어와 상용어구

淤青	yūqīng	멍
异物感	yìwùgǎn	이물감
自然消失	zìrán xiāoshī	자연스럽게 사라지다

---

06 당신에게만 공개하는 닥터 정의 현장 메모

> ≫ 브랜드로 문의하는 중국인을 위한 상담 TIP 常见的注射剂牌子中文名称

중국은 수술을 하거나 시술을 할 때 보형물 혹은 충진 재료의 브랜드에 따라 단가를 책정하는 의료 소비 문화를 가지고 있습니다. 그래서 온라인 상담을 하다보면 브랜드 명을 말하는 경우가 많습니다. 2014년까지 중국 내에서 CFDA허가를 받은 필러 제품은 스위스의 레시틸렌과 한국의 이브아르, 중국의 룬바이옌입니다. 그래서 그 외의 제품을 사용하는 것은 위법이라고 할 수 있습니다. 하지만 소위 의료 작업실(工作室), 에스테틱, 일부 민영병원 등에서 불법 유통으로 밀수된 전세계의 모든 필러 브랜드 들을 사용하고 있는 것이 중국의 현실입니다. 아래의 브랜드 명들은 중국인들이 자주 사용하는 브랜드 명칭이며, 특히 어메이징(아오메이띵)은 중국 내에서 한동안 허가가 되었다가 제품의 부작용으로 인해 허가가 취소된 브랜드입니다. 그래서 어메이징(아오메이띵)을 제거하기 위해 한국을 방문하는 환자들이 많습니다.

产品名（中）	产品名（英）	产品名（韩）	生产国家
瑞蓝	Restylane	레시틸렌	瑞典
爱贝芙	Artecoll	아테콜	德国
微晶瓷	Radiesse	레디어스	德国
乔雅登	Juvederm	쥬비덤	美国
伊婉	Yvoire	이브아르	韩国
奥美定	Amaizing	어메이징	乌克兰
润·白颜	Biohyalux	룬바이옌	中国

≫ 단어와 상용어구

瑞蓝	ruìlán	레시틸렌
爱贝芙	àibèifú	아테콜
微晶瓷	wēijīngcí	레디어스
乔雅登	qiáoyādēng	쥬비덤
伊婉	yīwǎn	이브아르
奥美定	àoměidìng	어메이징
润·白颜	rùnbáiyán	룬바이옌
瑞典	ruìdiǎn	스웨덴
德国	déguó	독일
美国	měiguó	미국
韩国	hánguó	한국
乌克兰	wūkèlán	우크라이나
中国	zhōngguó	중국
产品名	chǎnpǐnmíng	제품명
生产国家	shēngchǎn guójiā	생산국가

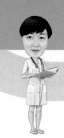

>> 알면 경력자! 보톡스 브랜드 "知道就经历者!常用肉毒素牌子"

产品名(中)	产品名(英)	产品名(韩)	生产国家
保妥适	Botox	보톡스	美国
丽舒妥	Dysport	디스포트	英国
Xeomin	Xeomin	제오민	德国
Myobloc	Myobloc	마이오블록	美国
Meditoxin	Meditoxin	메디톡신	韩国
Botulax	Botulax	보툴렉스	韩国
BTXA	BTXA	BTXA	中国

>> 단어와 상용어구

保妥适	bǎotuǒshì	보톡스
丽舒妥	líshūtuǒ	디스포트

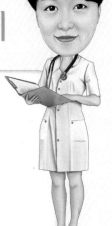

01. A~C 부위 주름의 중국어 명칭을 순서대로 기입해 주세요.

A (   )   B (   )   C (   )

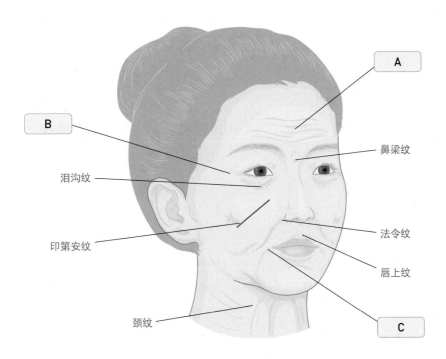

鼻梁纹

泪沟纹

印第安纹

法令纹

唇上纹

颈纹

한국어 단어에 상응하는 중국어를 선택하세요.

02. 히알루론산

① 氨基酸   ② 柠檬酸   ③ 玻尿酸   ④ 透明质酸

03. PRP

① 自体血清注射   ② 美白注射   ③ 水光注射   ④ 营养注射

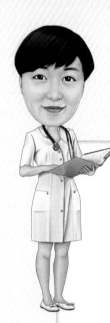

연습 문제

04. 혈소판

　① 血浆　　　　② 血小板 3) 白血球　　　　④ 血红蛋白

05. 엘라스틴

　① 植物纤维　　② 动物纤维　　③ 弹力纤维　　④ 胶原纤维

06. 히알라제(hyaluronidase)

　① 玻尿酸溶解酶　② 玻尿酸　　③ 透明质酸　　④ 透明质酸酶

07. 성장인자

　① 成长细胞　　② 成长因子　　③ 蛋白质　　④ 干细胞

08. 팔자 주름

　① 法令纹　　② 鼻唇沟　　③ 鱼尾纹　　④ 眼角纹

09. 사각턱 축소주사

　① 美白针　　② 胎盘针　　③ 瘦脸针　　④ 灰姑娘针

10. 교근

　① 斜方肌　　② 眼轮匝肌　　③ 上睑提肌　　④ 咬肌

11. 미간 주름

　① 川字纹　　② 眉间纹　　③ 唇上纹　　④ 泪沟纹

12. A형보톨리늄톡신

① 玻尿酸　　　② A型肉毒杆菌　　③ A型肝炎　　④ A型血液

13. 애교살

① 肌肉　　　　② 颊脂肪垫　　　③ 卧蚕　　　　④ 苹果肌

14. 겨드랑이다한증

① 手足多汗症　② 腋臭　　　　③ 汗管瘤　　　④ 腋窝多汗症

15. 레시틸렌

① 瑞蓝　　　　② 爱贝芙　　　③ 微晶瓷　　　④ 乔雅登

16. 이브아르

① 奥美定　　　② 伊婉　　　　③ 保妥适　　　④ 丽舒妥

17. 현기증 나다

① 头疼　　　　② 晕车　　　　③ 眩晕　　　　④ 晕船

정답 ㅣ 01. A (抬头纹 혹은 额横纹) B (鱼尾纹 혹은 眼角纹) C (木偶纹)
02. ③④　03. ①　04. ②　05. ③　06. ①④　07. ②　08. ①②　09. ③　10. ④　11. ①②
12. ②　13. ③　14. ④　15. ①　16. ②　17. ③

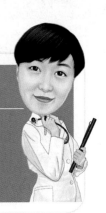

얼굴이 어느 정도 리프팅되나요? _ 리프팅
"术后面部能提升到什么程度啊?"

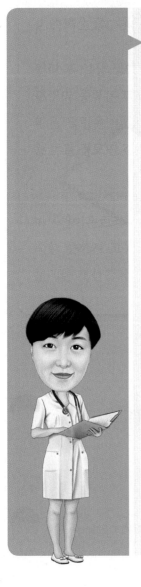

시간을 거슬러 젊어지고자 하는 사람들의 욕망이 오늘날의 안티에이징 전성시대를 만들었다고 생각됩니다. 최근 한국 피부 성형 의료진의 빛나는 의료 기술은 "의느님"이라는 하느님과 의사를 합성한 신조어를 만들어 내기에 이르렀습니다. 특히 피부과에서 얼굴과 몸의 일부를 리프팅하는 방법은 표피에서 시술하던 간접적인 방법에서 직접 케뉼라를 피부 내로 삽입을 하여 리프팅을 시키는 직접적인 방법까지 매우 다양하게 발전 하였습니다. 물론 가장 직접적인 방법은 수술을 통한 거상의 방법입니다. 현재 영어로 표현되는 리프팅(lifting)이라는 개념은 매우 광범위하게 쓰이고 있습니다. 중국어로 통역을 하면 피부과 리프팅은 "提升", 성형외과의 수술적인 리프팅은 "拉皮"라고 표현할 수 있습니다. 피부과에서 말하는 리프팅은 비수술적인 방법으로 피부의 탄력을 개선하는 개념의 리프팅이며, 성형외과의 리프팅은 수술적 방법으로 안면거상, 즉 주름제거 수술(face lift)을 의미합니다.

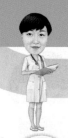

01 닥터 정이 상담해 드립니다!

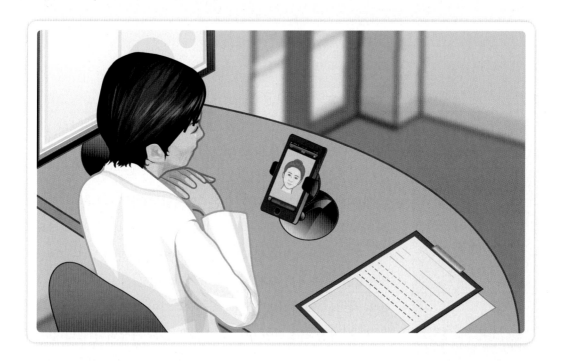

>> 실리프팅 웨이신 상담 埋线提升微信咨询

 您好！郑医生吗？

您好！我是郑医生。

 我朋友几个月前去过你们医院，说非常好。

谢谢，您要咨询什么问题呢？

我今年35岁了, 皮肤松弛下垂的厉害!

能发给我您的正面和侧面、45度的照片吗?

 好的! 我昨天拍了, 发给您。

好的~

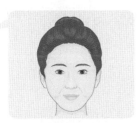

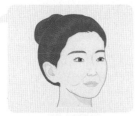

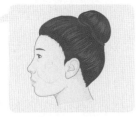

收到了!

 怎么样? 我不喜欢手术, 有非手术的方法吗?

您要明显的变化的话, 最好做颜面除皱拉皮术。

89

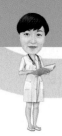

不要手术, 我还是喜欢非手术的方法。

嗯, 我建议超声波提升(乌谢拉)和埋线提升,
而且为了改善肤色, 可以再追加PRP注射。

那么多呀! 一天能做完吗?

可以的~ 第2天可以回国啦!

那么方便啊! 术后提升到什么程度啊?

嗯, 一般能年轻到3~5年吧, 但是有个人的差异。

太好了! 我先办签证吧, 我朋友也一起去。

好的, 欢迎!

订完机票和您联系。

好的! 谢谢。

안녕하세요? 닥터 정이세요?

네. 닥터 정입니다.

 제 친구가 몇 개월 전에 이 병원에 갔었어요.
매우 좋다고 하더라고요.

아 그래요! 감사합니다. 어떤 상담을 원하시나요?

 제가 올해 35살인데 피부가 심하게 탄력이 없고 처졌어요!

정면과 45도 측면의 사진을 보내주실 수 있으세요?

 그럴게요. 어제 찍어 놨어요. 보낼게요.

네~

 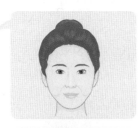

 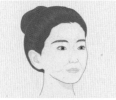

 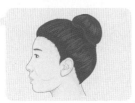

받았습니다!

91

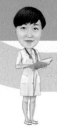
 어때요? 저는 수술은 싫어요. 비수술적인 방법 있나요?

눈에 확 띄는 효과를 원하시면 안면 거상술이 가장 좋아요.

 수술말고 저는 아무리 생각해도 비수술적인 방법이 좋아요.

음, 그럼 울세라 리프팅과 실리프팅,
피부톤 개선을 위해 PRP를 권해드려요.

 그렇게 많이요! 하루에 다 할 수 있나요?

가능합니다. 다음 날 귀국하셔도 돼요!

 그렇게 간편해요? 시술하면 얼굴이 어느 정도 리프팅이 되나요?

음, 사람마다 차이가 있기는 하지만 3~5년 정도는 젊어보여요.

 정말 좋아요! 우선 비자신청을 하고 친구랑 같이 갈게요.

네. 알겠어요. 환영합니다.

 항공권 예약하고 다시 연락할게요.

네. 감사합니다.

≫ 단어와 상용어구

松弛	sōngchí	헐겁다, 늘어지다
下垂	xiàchuí	떨어지다, 늘어지다
厉害	lìhai	심하다
脸颊	liǎnjiá	뺨, 볼
发照片	fā zhàopiàn	사진을 보내다
颜面除皱拉皮术	yánmiàn chúzhòu lāpíshù	안면 거상술
埋线提升	máixiàn tíshēng	실리프팅
程度	chéngdù	정도
办签证	bàn qiānzhèng	비자 수속하다
订机票	ding jīpiào	항공권을 예매하다

기본을 다져야

≫ 피부가 처지는 이유 皮肤下垂的原因

皮肤老化的原因可分为内因性老化和外因性老化。内因性老化是随着年龄变化引起的, 外因性老化主要指的是光老化, 还有一些其他环境因素。年纪大了皮肤真皮层里的胶原纤维合成减少、弹力纤维变性、透明质酸的含量明显下降, 因而皮肤厚度变薄, 皮肤弹力和皮肤紧张度降低, 外观上显得皮肤松弛、下垂、皱纹非常深。但是肌肤松弛及下垂的根本原因是SMAS和支持韧带的弱化, 无法正常支撑皮肤和肌肉、脂肪。

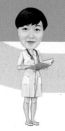
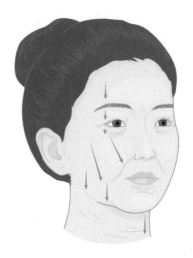

■■■■■ 피부의 노화는 크게 내인성 노화와 외인성 노화가 있습니다. 내인성 노화는 세월과 함께 일어나는 변화를 말하고 외인성 노화는 주로 광노화와 그 외의 환경적 요인을 말합니다. 나이가 들면 피부 진피층 내의 콜라겐 합성이 감소하고 엘라스틴이 변성하며 히알루론산의 양이 눈에 띄게 감소하여 피부의 두께가 얇아지고 피부의 탄력과 긴장도가 떨어져 외관상 처지거나 굵게 주름진 피부로 보이게 됩니다. 하지만 근본적인 피부 처짐의 원인은 천층근막(SMAS)과 유지인대(retaining ligaments)가 노화로 인해 늘어지고 약해져 피부와 근육, 지방을 단단히 고정시키지 못하기 때문입니다.

≫ 단어와 상용어구

光老化	guāng lǎohuà	광노화
降低皮肤弹力	jiàngdī pífū tánlì	피부 탄력이 저하되다
明显	míngxiǎn	눈에 띄게
外观	wàiguān	외관
支持韧带	zhīchí rèndài	유지인대
表浅肌肉腱膜系统	biǎoqiǎn jīròu jiànmó xìtǒng	천층근막(SMAS)
弱化	ruòhuà	약화되다
撑不住	chēngbuzhù	지탱하지 못하다

03 리프팅 키워드

> **≫ SMAS와 유지인대** Retaining Ligaments **表浅肌肉腱膜系统和支持韧带**

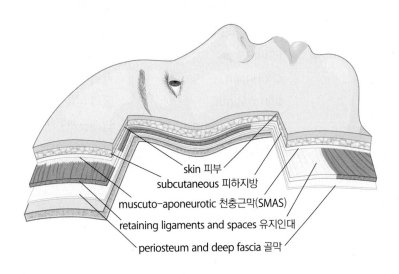

skin 피부
subcutaneous 피하지방
muscuto-aponeurotic 천층근막(SMAS)
retaining ligaments and spaces 유지인대
periosteum and deep fascia 골막

SMAS(Superficial Musculo-Aponeurotic System)层和支持韧带是人体结构中对面部提升最为关键的结构。SMAS层是在面、颈部皮下脂肪的深面，是一个浅层的连续的解剖结构，它主要是由肌肉、筋膜、腱膜组织排列构成。支持韧带是SMAS层与周围组织结构的固定装置。颜面部除皱拉皮术中，有必要通过离断和重建这些支持韧带，以达到最大程度的提紧效果。其中最关键的支持韧带是颧弓韧带、咬肌皮肤韧带和下颌骨韧带。

천층근막과 유지인대는 얼굴 리프팅의 가장 관건인 인체 구조입니다. 천층근막은 얼굴과 목 피하지방의 심부에 존재하는 얇고 연속적인 해부 구조로 근육과 근막, 건막 부분으로 배열 구성되어 있습니다. 유지인대는 천층근막과 주위조직과의 고정장치입니다. 안면 거상술시 이런 인대를 절단하거나 재건을 통할 필요가 있는데 이로써 가장 큰 리프팅의 효과를 볼 수 있습니다. 관건이 되는 인대로 광대유지인대(zygomatic ligaments)와 교근유지인대(upper masseteric ligaments), 하악유지인대(mandibular ligaments)가 있습니다.

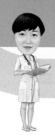
≫ 단어와 상용어구

筋膜	jīnmó	근막(fascia)
腱膜	jiànmó	건막(aponeurosis)
固定装置	gùdìng zhuāngzhì	고정장치
解剖结构	jiěpōu jiégòu	해부 구조
离断	líduàn	절단하다
重建	chóngjiàn	재건하다
提紧效果	tíjǐn xiàoguǒ	올려주고 조여주는 효과
颧弓韧带	quángōng rèndài	광대유지인대
咬肌皮肤韧带	yǎojī pífū rèndài	교근 유지인대
下颌骨韧带	xiàhégū rèndài	하악 유지인대

≫ 안면 거상술 Face Lift 颜面除皱拉皮术

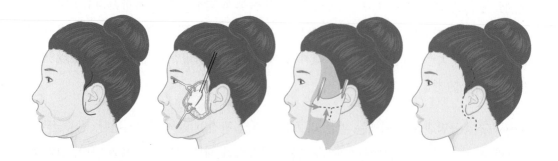

颜面除皱拉皮术又称为"除皱术"是指通过面部的最小切开，剥离SMAS层、调整支持韧带，并祛除多余的皮肤，达到祛除皱纹，恢复年轻的面部曲线的手术。手术时为了内固定，会选择使用"安多泰(endotine)"等的医用材料。

■■■■■ 안면 거상술은 주름 제거술이라고도 표현합니다. 안면부의 최소절개와 SMAS층 박리, 유지인대 조정을 통해 늘어진 피부를 잘라내고 얼굴의 주름을 제거하여 노화된 얼굴 라인을 젊게 회복시키는 수술입니다. 수술시에 엔도타인 등 고정을 위한 수술적 도구를 사용하기도 합니다.

≫ 단어와 상용어구

除皱术	chúzhòushù	주름 제거술
面部曲线	miànbù qūxiàn	얼굴 라인
最小切开	zuìxiǎo qiēkāi	최소 절개
剥离	bōlí	박리
安多泰(五爪固定钉)	ānduōtài	엔도타인(endotine)

≫ PDO실 PDO线

PDO(聚二氧六环酮)线是以生物分解性蛋白质构成的医用蛋白缝合线, 它在人体内4~6个月即可被吸收。在被吸收的过程中会刺激并启动皮肤自身修复功能, 使胶原蛋白持续增生, 进而改善肌肤松弛下垂的现象。

■■■■■ PDO(Polydioxanone)실은 생분해성 단백질 물질로 구성된 의료용 단백질 봉합사로 인체에서 4~6개월 사이에 흡수됩니다. 흡수되는 과정에서 실이 피부 자체의 재생 기능을 자극하여 콜라겐이 지속적으로 재생될 수 있도록 하며 더 나아가 이로써 피부의 처침현상을 개선합니다.

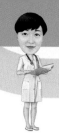

≫ 단어와 상용어구

生物分解性蛋白质	shēngwù fēnjiěxìng dànbáizhì	생분해성 단백질
缝合线	fénghéxiàn	봉합선
自身修复功能	zìshēn xiūfù gōngnéng	자신의 재생 기능
进而	jìn'ér	더 나아가, 진일보하여

04 리프팅 묻고 답하기

≫ 有关提升术的问答

问 埋线提升术在什么麻醉下做手术?
答 一般在局部麻醉下进行，个别情况可做睡眠麻醉。

问 埋线提升术疼吗?
答 有些疼痛，但是不太剧烈。

Q 실리프팅은 어떤 마취를 하나요?
A 국소마취를 하기도 하고 일부의 상황에는 수면마취를 하기도 합니다.

Q 통증이 있나요?
A 통증이 없을 수는 없으나 심하지 않습니다.

≫ 단어와 상용어구

睡眠麻醉	shuìmián mázuì	수면마취
局部麻醉	júbù mázuì	부위마취, 국소마취
个别情况	gèbié qíngkuàng	일부의 상황

问 埋线提升术恢复期是多长?

答 手术当天可以回家, 红肿和疼痛等症状约3~7天就会消失。

问 埋线提升后的线能不能被取出?

答 过4~6个月皮肤里的线自然就会被吸收的, 所以不需要取出。

Q 실리프팅 회복 기간은 얼마나 되나요?

A 수술 당일 날 퇴원 가능하고 붉은기와 붓기, 통증은 3~7일 경과하면 사라집니다.

Q 실리프팅을 받고 난 후 실을 제거할 수 있나요?

A 4~6개월이 경과하면 모두 자연스럽게 흡수되므로 제거할 필요 없습니다.

≫ 단어와 상용어구

被吸收	bèi xīshōu	흡수되다

问 埋线提升术的维持时间是多长?

答 大约可维持1~2年。

问 颜面除皱拉皮术需要做什么麻醉?

答 做全身麻醉或局部麻醉与睡眠麻醉联合应用。

Q 실리프팅의 유지기간은 얼마나 되나요?

A 효과는 1~2년 정도입니다.

Q 안면 거상술은 어떤 마취를 하나요?

A 전신마취 혹은 수면마취와 국소마취를 동시에 합니다.

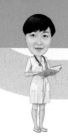
>>> 단어와 상용어구

| 大约 | dàyuē | 대략 |
| 全身麻醉 | quánshēn mázuì | 전신마취 |

问 颜面除皱拉皮术什么时候能消肿？

答 一般术后2周就可消肿，但是要达到非常自然的状态，要等到术后6个月。

问 除皱拉皮术的手术切口在哪里？

答 根据要除皱的部位，切开的位置有所不同。额头除皱术的切口在前发际线后方，颜面除皱拉皮术的切口在耳前以及耳后的连线上，颈部除皱拉皮术的切口在耳垂前皱纹以及耳后到后发际线的连线上。

Q 안면 거상술 붓기는 언제 빠지나요?

A 2주 정도 지나면 빠집니다. 하지만 수술 후 6개월이 지나야 매우 자연스러워집니다.

Q 거상술의 절개 부위는 어디인가요?

A 주름제거를 하고자 하는 부위에 따라 절개부위의 차이가 있습니다. 이마거상술은 앞 헤어라인 후방을 절개하며 안면 거상술은 귀 앞선에서 귀 뒷선을 연결하는 라인을 절개, 목거상술은 귓볼 앞 주름과 귀 뒤쪽으로 하여 뒷 헤어라인 연결선을 절개합니다.

>>> 단어와 상용어구

切开位置	qiēkāi wèizhì	절개부위
前发际线	qiánfàjìxiàn	앞 헤어라인
耳垂	ěrchuí	귓볼
后发际线	hòufàjìxiàn	뒷 헤어라인

(问) 额头除皱拉皮术适用于什么样的人?

(答) 额纹严重、上睑皮肤下垂、眉间横纹严重的患者都适合这项手术。

(问) 中面部除皱拉皮术能改善什么症状?

(答) 一般中面部除皱拉皮术和下睑整形术、颊脂肪垫切除术是联合进行的, 能改善印第安纹和鼻唇沟、木偶纹, 以及脸颊下垂。

(Q) 이마거상술은 어떤 사람이 하나요?

(A) 이마에 가로주름이 심하거나 눈꺼풀이 처진 경우, 미간의 가로 주름이 심한 경우 이마거상술이 적합합니다.

(Q) 중면부 거상술은 어떤 증상을 개선하나요?

(A) 일반적으로 중면부 거상술은 하안검 성형술과 심부볼 제거술(협부지방 제거술)과 동시에 진행하는데 인디언 주름과 팔자 주름, 마리오네트 주름, 늘어진 뺨의 개선에 효과가 좋습니다.

⟫⟫ 단어와 상용어구

推荐	tuījiàn	추천하다
上睑	shàngjiǎn	윗눈꺼풀, 상안검
额纹	éwén	이마 가로주름
眉间纹	méijiānwén	미간 가로주름
颊脂肪垫切除术	jiázhīfángdiàn qiēchúshù	협부지방패드 제거술 (심부볼 지방 제거술)

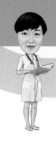

問 颜面除皱拉皮术的并发症有什么？

答 有血肿、水肿、神经损伤、皮肤坏死、瘢痕、耳朵变形、局部秃发、感觉异常等。

Q 안면 거상술의 합병증과 불량반응은 어떤 것이 있나요?

A 혈종, 부종, 신경손상, 피부괴사, 흉터, 귀의 변형, 부분 탈모, 감각이상 등입니다.

》 단어와 상용어구

血肿	xuèzhǒng	혈종
水肿	shuǐzhǒng	부종
神经损伤	shénjīng sǔnshāng	신경손상
皮肤坏死	pífū huàisǐ	피부괴사
耳朵变形	ěrduo biànxíng	귀의 변형
局部秃发	júbù tūfà	국소 부위 탈모
感觉异常	gǎnjué yìcháng	감각이상

 실리프팅 시술 전 꼭 말해줘야 하는

》 수술 후 주의사항 术后注意事项

● 术后一段时间手术部位有拉紧的感觉。两边脸颊可能有酸胀麻痹感, 同时皮肤紧绷、越发干燥。这期间需要使用高度保湿的产品, 以维持皮肤滋润度, 让皮肤得以舒缓。

● 从手术当天开始至术后2~3天, 随时冰敷手术部位。

● 시술 후 일정기간 동안 시술 부위가 당기는 느낌이 있습니다. 얼얼한 느낌과 피부가 당기고 건조한 느낌이 많이 듭니다. 이 기간 동안 고보습 화장품을 사용하여 피부의 보습도를 유지시켜 피부를 편안하게 해주십시오.

● 수술 후 2~3일 동안 얼굴에 자주 아이스팩을 해주세요.

▶▶ 단어와 상용어구

一段时间	yíduàn shíjiān	한동안
拉紧感觉	lājǐn gǎnjué	당기는 느낌
脸颊	liǎnjiá	볼
酸胀麻痹感	suānzhàng mábìgǎn	저리고 얼얼한 느낌
紧绷	jǐnbēng	팽팽하게 잡아당기다
干燥	gānzào	건조하다
高度保湿产品	gāodù bǎoshī chǎnpǐn	고보습 제품
维持	wéichí	유지하다
滋润度	zīrùndù	촉촉한 정도
舒缓	shūhuǎn	느슨하다, 풀다
冰敷	bīngfū	얼음찜질

● 请不要用手触摸或者刺激手术部位。睡觉时将上半身适当垫高会舒服一些。

● 术后3天请避免过度的面部表情动作。

● 수술 부위를 손으로 만지거나 자극을 주지 마세요. 취침시 상체를 높이고 주무시면 더 편하게 주무실 수 있습니다.

● 시술 후 3일까지 무리한 얼굴 동작은 피해주세요.

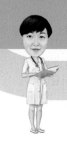

≫ 단어와 상용어구

触摸	chùmō	만지다
刺激	cìjī	자극하다
上半身	shàngbànshēn	상반신
适当	shìdāng	적당하다
垫高	diàngāo	받쳐서 높게 하다
避免	bìmiǎn	피하다
过度	guōdù	과도하다

● 术后做表情动作时，因为手术部位被拉拽，会有一点疼痛或者异物感，是正常现象，过1~2周后就会自然消失。

● 术后应避免吃硬的、劲道的食物。

● 시술 후 표정동작으로 인해 수술 부위가 당길 때 약간의 통증이나 이물감은 정상이며 1~2주일 정도 지나면 사라집니다.

● 시술 후 딱딱하거나 질긴 음식은 피해야 합니다.

≫ 단어와 상용어구

表情动作	biǎoqíng dòngzuò	표정동작
拉拽	lāzhuài	잡아당기다
异物感	yìwùgǎn	이물감
消失	xiāoshī	사라지다
劲道的食物	jìndào de shíwù	질긴 음식

● 避免做经络按摩，或其他对手术部位用力按压的动作。

● 术后可能会有淤青，水肿和红斑等，一般在2~6天会自然消失。

● 경락 마사지 같이 시술 부위에 강한 힘을 주는 동작을 피해주세요.

● 시술 후 멍, 붓기, 홍반 등이 생길 수 있으나 일반적으로 2~6일 내에 자연스럽게 사라집니다.

⟫⟫ 단어와 상용어구

经络按摩	jīngluò ànmó	경락 마사지

● 术后3周开始可以做轻微的运动，1个月后开始可以游泳、打高尔夫等剧烈的运动。

● 术后3周可以汗蒸或者桑拿。

● 饮酒、吸烟不利于术后伤口恢复，至少禁3周左右。

● 수술 3주 후부터 가벼운 운동이 가능하며 수영, 골프 등 과격한 운동은 한달 이후부터 할 수 있습니다.

● 찜질방이나 사우나 이용은 수술 3주 이후에 할 수 있습니다.

● 음주나 흡연은 수술 후 상처 회복에 지장을 줄 수 있으므로 최소 3주 정도 금하셔야 합니다.

⟫⟫ 단어와 상용어구

轻微	qīngwēi	경미한
剧烈	jùliè	강한, 극렬한
汗蒸	hánzhēng	찜질, 한증
桑拿	sāngná	사우나
不利于	búlì yú	~에 불유익하다
伤口	shāngkǒu	상처

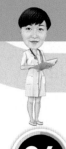

06 당신에게만 공개하는 닥터 정의 현장 메모

>> **연령별 추천할 만한 리프팅 시술** 年龄别好推荐的提升术

리프팅 시술은 매우 다양합니다. 연령별로 피부의 주름 정도와 처진 정도가 다르므로 각 연령별 다른 시술을 권할 필요가 있습니다. 임상에서 일반적으로 추천할 수 있는 리프팅 시술들을 소개합니다.

01 30대 추천 주름 시술법 30岁年龄段好推荐的提升术

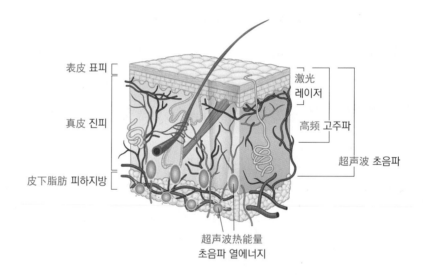

表皮 표피
真皮 진피
皮下脂肪 피하지방

激光 레이저
高频 고주파
超声波 초음파

超声波热能量
초음파 열에너지

30岁真皮层的胶原纤维和弹力纤维开始流失，并产生细纹，皮肤弹力开始下降。建议使用射频，超声波除皱术来提升皮肤的弹力。

● 射频、超声波提升紧致法：是指用射频或超声波仪器作用于真皮层或SMAS层，以达到祛除皱纹和提升的效果。

● 代表除皱术：塑美极，乌谢拉

▪▪▪▪▪ 30대에는 진피층의 콜라겐과 엘라스틴이 유실되기 시작하며 피부에 잔주름이 발생하고 탄력이 저하되기 시작합니다. 고주파 초음파 주름 시술법으로 피부의 탄력을 증가시켜 리프팅할 것을 권해드립니다.

● 고주파, 초음파 리프팅법 : 피부 표면에서 고주파 혹은 초음파를 진피층 혹은 스마스층에 조사하여 주름을 제거하며 리프팅시키는 방법입니다.

● 대표시술 : 써마지와 울쎄라

≫≫ 단어와 상용어구

流失	liúshī	유실하다

---

02 40대 추천 주름 시술법 40岁年龄段好推荐的提升术

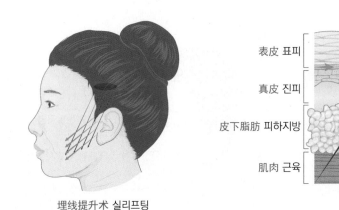

埋线提升术 실리프팅

表皮 표피
真皮 진피
皮下脂肪 피하지방
肌肉 근육

ACCUSCULPT, BELODY

40岁年龄段人群的皮肤与30岁年龄段人群的皮肤相比，真皮里的胶原纤维和弹性纤维进一步流失，出现静态深皱纹。可建议40岁年龄段人群进行埋蛋白线或锯齿提拉线的除皱法，或者直接把导管插入到皮下组织，照射激光进行提升的除皱术。

● 代表除皱术：OMEGA埋线, EZ埋线, REBORN埋线, ACCUSCULPT, BELODY

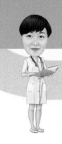

PART 01 피부과

■■■■■ 40대의 피부는 콜라겐과 엘라스틴의 유실이 30대에 비해 심해져 정태(고정) 주름이 깊어집니다. 40대의 피부에는 단백질 실을 이용한 매선 혹은 톱 형태 실로 당겨주는 실 리프팅 방법의 주름 제거술 혹은 진피층 혹은 피하지방층에 직접적으로 캐뉼라를 삽입하여 피부 내 레이저를 조사하는 리프팅 주름 제거술을 추천합니다.

● 대표시술 : 오메가리프팅, 이지리프팅, 리본리프팅, 아큐스컬프, 벨로디 등

≫ 단어와 상용어구

| 导管 | dǎoguǎn | 캐뉼라 |
| 锯齿 | jùchǐ | 톱니, 톱날 |

03 50대 이상 추천 주름 수술법 50岁以上年龄段好推荐的提升术

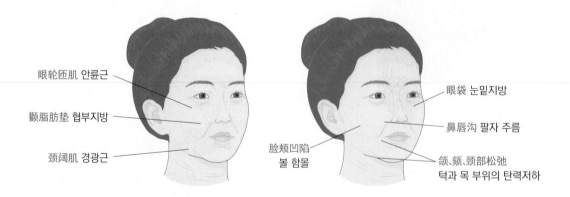

眼轮匝肌 안륜근
颧脂肪垫 협부지방
颈阔肌 경광근

眼袋 눈밑지방
鼻唇沟 팔자 주름
颌、颏、颈部松弛 턱과 목 부위의 탄력저하
脸颊凹陷 볼 함몰

50岁以后，眼轮匝肌、颧脂肪垫、颈阔肌的松弛改变进一步加重，逐渐出现眼袋、脸颊凹陷、鼻唇沟、颌、颏、颈部的正常轮廓线被破坏。

● 代表手术：上睑整形术、下睑整形术、提眉术、额部除皱拉皮术、中面部除皱拉皮术、颊脂肪垫切除术、颈部除皱拉皮术。

108 닥터 정과 함께하는 퍼펙트 의료중국어

■■■■ 50대에는 안륜근, 협부지방(심부볼지방), 경광근의 탄력저하 변화가 심해지면서 점차적으로 눈밑지방, 볼 함몰, 팔자 주름, 턱과 목의 정상적인 윤곽선이 파괴됩니다.

● 대표 주름제거 수술 : 상안검 수술, 하안검 수술, 눈썹 거상술, 이마 거상술, 중면부 거상술, 심부볼 지방 제거술, 목 주름 거상술

⟫ 단어와 상용어구

眼轮匝肌	yǎnlún zājī	안륜근 (orbicularis oculi muscle)
颧脂肪垫	quán zhīfángdiàn	협부지방 패드(malar fat pad)
颈阔肌	jǐngkuòjī	경광근(platysma)
向下移	xiàng xiàyí	아래로 이동하다
眼袋	yǎndài	눈밑지방
凹陷	āoxiàn	움푹 들어가다
破坏	pòhuài	파괴하다
颌颏颈部	hékējǐngbù	상악과 턱, 목부위
轮廓线	lúnkuòxiàn	윤곽선
上睑整形术	shàngjiǎn zhěngxíngshù	상안검 성형술
下睑整形术	xiàjiǎn zhěngxíngshù	하안검 성형술
提眉术	tíméishù	눈썹 거상술
额头除皱拉皮术	étou chúzhòu lāpíshù	이마 거상술
中面部除皱拉皮术	zhōngmiànbù chúzhòu lāpíshù	중면부 거상술
颊脂肪垫切除术	jiázhīfángdiàn qiēchúshù	협부지방패드 제거술 (심부볼지방 제거술)
颈部除皱拉皮术	jǐngbù chúzhòu lāpíshù	목 주름 거상술

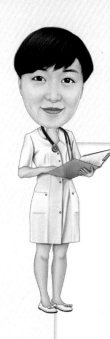

연습 문제

한국어 단어에 상응하는 중국어를 선택하세요.

01. 광노화
　　① 光老化　　② 老化眼　　③ 皮肤老化　　④ 老年斑

02. 실리프팅
　　① 紧致术　　② 重睑术　　埋线提升术　　④ 电波拉皮

03. 안면 거상술
　　① 激光换肤术　　② 电波拉皮　　③ 隆鼻术　　④ 颜面除皱拉皮术

04. 유지인대
　　① 支持韧带　　② 韧带手术　　③ 帮组韧带　　④ 韧带损伤

05. 올려주고 조여주는 효과
　　① 提拉效果　　② 提紧效果　　③ 提高效果　　④ 提升效果

06. 천증근막(SMAS)
　　① 筋膜　　　　　　　　② 腱膜
　　③ 表浅肌肉腱膜系统　　④ 阿基氏腱

07. 엔도타인(endotine)
　　① 安多泰　　② 硅胶　　③ 膨体　　④ 五爪固定钉

08. 피부괴사
　　① 皮肤水肿　　② 皮肤坏死　　③ 皮肤炎症　　④ 皮肤烫伤

09. 국소부위 탈모
   ① 局部红肿　　② 局部脱皮　　③ 局部秃发　　④ 局部脱发

10. 협부지방 패드
   ① 颊脂肪垫　　② 脂肪移植　　③ 腹部脂肪　　④ 臀部脂肪

11. 앞머리선
   ① 后发际线　　② 前发际线　　③ 太阳穴　　④ 头顶

12. 감각이상
   ① 酸麻感　　② 麻木感　　③ 感觉异常　　④ 瘙痒感

13. 윤곽선
   ① 发际线　　② 弯曲度　　③ 中央线　　④ 轮廓线

14. 상안검수술
   ① 上睑整形术　　② 下睑整形术　　③ 上睑下垂矫正术　　④ 眼袋手术

15. 눈썹 거상술
   ① 前额拉皮　　② 提眉术　　③ 重睑术　　④ 眉毛切开

16. 이마거상술
   ① 提眉术　　　　　　② 中面部除皱拉皮术
   ③ 额头除皱拉皮术　　④ 埋线提拉术

정답 | 01. ①　02. ③　03. ④　04. ①　05. ②　06. ③　07. ④①　08. ②　09. ③④　10. ①　11. ②
　　　12. ③　13. ④　14. ①　15. ②　16. ③

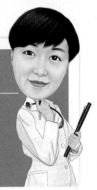

닥터 정과 함께하는 퍼펙트 의료중국어

이식한 모발이 다시 탈모되나요? _모발이식
"移植的头发会不会再掉?"

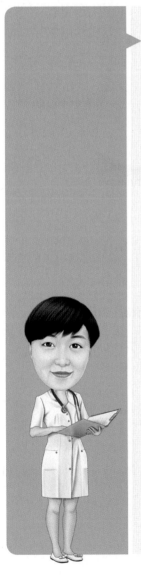

사회가 복잡다단해지면서 최근들어 40대도 아닌 20~30대 탈모 환자의 비율이 크게 늘었습니다. 보도에 따르면 유전적인 요인도 있으나, 과도한 계면활성제의 사용과 스트레스, 환경오염, 과도한 다이어트가 그 원인이라고 합니다. 한국의 탈모 인구의 변화가 이러한데 거대한 중국의 규모와 발전 속도를 가늠해 보면 한국보다 탈모 인구의 성장율이 더 가파를 것이라고 예측이 됩니다.

중국인들이 한국을 방문하여 모발이식 상담을 할 때 원거리 수술이라 그런지 꼭 하시는 질문이 있습니다. 모발이식은 영구적인 것인지, 이식한 모발이 다시 탈모될 가능성은 없는지에 대한 질문들입니다.

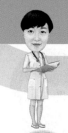
01 닥터 정이 상담해 드립니다!

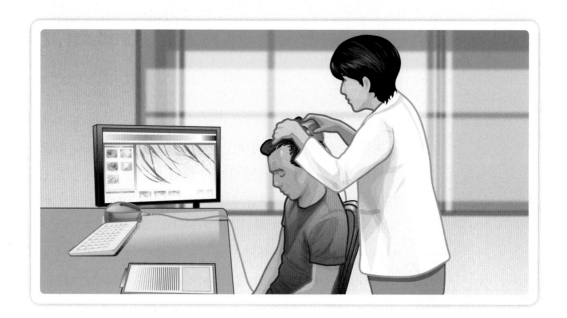

>>> 모발이식 毛发移植

● 患　者：跟同龄人比, 我的脱发现象比较严重, 造成社交困难, 所以想咨询一下
　　　　　毛发移植。

郑医生：好的, 您是什么时候开始掉头发的?

● 患　者：5年前开始掉, 最近一年变严重了。

郑医生：家里有掉发的长辈吗?

● 患　者：是啊, 父亲和爷爷都是秃顶。

郑医生：有正在服用的药物或者有其他疾病吗?

● 患　者：5年前开始吃保法止(propesia), 没有其他的疾病。

（通过肉眼检查脱发部位的头皮和其范围后）

郑医生：因为掉发范围比较大，所以您适合用切开法做手术。我们用测试仪看一下您枕部，也就是后脑勺的毛发密度。(测试后)从屏幕上可以看到您枕部的毛发密度是正常的。

患　者：是把"后脑勺"的毛发移植到前面吗？需要移植多少根？

郑医生：是的，把枕部的毛囊移植到前面。本院的术后毛发存活率是90%以上，根据您的掉发范围，需要移植3000根左右才能达到美容效果的。

患　者：移植的毛发会不会再掉？

郑医生：移植的头发在术后2周开始渐渐脱落，1~3个月之内就会全部掉完，但是4~5个月以后，移植的部位会重新长出新的头发，6个月后就和正常的头发一样了。

患　者：那么，用什么方法来把枕部的头发移植到顶部呢？

郑医生：我给您解释一下您的手术方案。请看一下电脑屏幕！

환　자：친구들에 비해 탈모가 심하게 진행되어 사회생활에 곤란을 겪고 있습니다. 모발이식에 관해 상담을 하고 싶어요.

닥터 정：네. 탈모는 언제부터 진행되었습니까?

환　자：5년 전부터 탈모가 진행되다가 최근 1년 심해졌습니다.

닥터 정：가족 중 윗분들이 탈모가 있으신가요?

환　자：네. 아버님과 할아버님 모두 대머리셨어요.

닥터 정：복용하고 계신 약물이 있거나 다른 질환이 있으신지요?

환　자：5년 전부터 프로페시아를 복용하고 있고 평소 다른 질환은 없습니다.

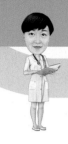
(육안으로 탈모 부위의 두피와 범위를 검사한 후)

닥터 정 : 탈모의 범위가 넓은 편이라 절개식 모발이식이 적합하다고 생각합니다. 공여 부인 후두부의 모발 밀도를 측정기로 측정하겠습니다. (측정후) 모니터를 통해 보시는 바와 같이 후두부의 모발 밀도는 정상입니다.

● 환　자 : 그럼 후두부의 머리카락을 앞에 심는 것인가요? 몇 개의 모발을 심어야 하나요?

닥터 정 : 네. 후두부의 모낭을 앞부분 탈모 부위에 심습니다. 본원의 모발이식 생착률은 90% 이상입니다. 환자 분의 탈모 범위를 보니 3000모 정도 심어야 미용적인 효과를 볼 수 있습니다.

● 환　자 : 이식한 모발이 다시 빠지지 않나요?

닥터 정 : 이식한 모발은 수술 2주 후부터 빠지기 시작해 1~3개월 내로 다 빠지게 되지만 탈락된 모발은 수술 후 4~5개월부터 서서히 자라게 됩니다. 6개월 정도 지나면 정상적인 모발이 됩니다.

● 환　자 : 그럼, 어떤 방법으로 후두부의 모발을 정수리에 이식하나요?

닥터 정 : 환자 분의 수술 방안을 설명해 드리겠습니다. 컴퓨터 화면을 보시지요!

≫ 단어와 상용어구

同龄人	tónglíngrén	또래, 같은 나이
造成	zàochéng	만들다, 조성하다
脱毛	tuōmáo	탈모되다
毛发种植	máofà zhòngzhí	모발이식
毛发移植	máofà yízhí	모발이식
社交困难	shèjiāo kùnnán	사회 생활이 어렵다
掉发	diàofà	모발이 빠지다
长辈	zhǎngbèi	손윗사람
秃顶	tūdǐng	대머리
保法止	bǎofǎzhǐ	프로페시아(propesia)

≫ 단어와 상용어구

测试仪	cèshìyí	측정기
屏幕	píngmù	모니터
密度	mìdù	밀도
枕部	zhěnbù	후두부
存活率	cúnhuólǜ	생착률
渐渐	jiànjiàn	점점, 차차
脱落	tuōluò	떨어지다, 탈락하다
顶部	dǐngbù	정수리 부분
后脑勺	hòunǎosháo	뒷통수

 02 기본을 다져야

≫ 모발이식이란 毛发移植是什么?

毛发移植手术是使用密度正常的枕部的头发移植到额部、顶部及其他脱发部位, 所移植的头发可保持终身, 是一种永久性的治疗方法。毛发移植时, 因枕部的头发也不是无限的, 一次只能移植约2000~3000多根, 一般不能超过3次手术。毛发的移植种类分为切开式毛发移植法(FUSS)和非切开式毛发移植法(FUE)。

▰▰▰▰▰ 모발이식은 탈모가 되지 않은 후두부의 모발을 채취하여 이마, 정수리 및 기타 탈모 부위에 이식하는 수술로 이식된 모발이 평생 탈모가 되지 않는 영구적인 치료법입니다. 모발이식은 후두부의 모발이 한계가 있으므로 1회에 약 2000~3000여모 정도 이식할 수 있으며 일반적으로 3회의 수술로 제한됩니다. 모발이식의 종류에는 크게 절개식(FUSS) 모발이식과 비절개식(FUE) 모발이식이 있습니다.

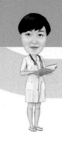
≫ 단어와 상용어구

脱发	tuōfà	탈모되다
终生	zhōngshēng	평생
无限	wúxiàn	무한하다
切开式	qiēkāishì	절개식(FUSS)
非切开式	fēi qiēkāishì	비절개식(FUE)
永久性	yǒngjiǔxìng	영구적

≫ 모낭은 어디에 있을까? 毛囊是在哪里?

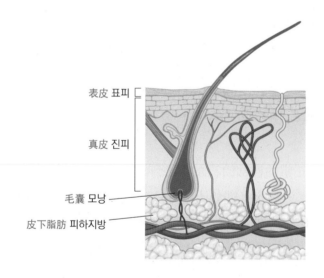

表皮 표피
真皮 진피
毛囊 모낭
皮下脂肪 피하지방

毛囊是包围在毛发根部的囊状组织, 内层与表皮相连, 外层则与真皮相连。

▬▬▬▬ 모낭은 모근을 둘러 싸고 있는 주머니 모양 조직으로 내측은 표피와 연결되어 있고 외측은 진피와 연결되어 있습니다.

>>> 단어와 상용어구

毛囊	máonáng	모낭
包围	bāowéi	둘러싸다
囊状组织	nángzhuàng zǔzhī	주머니 모양 조직
相连	xiānglián	서로 잇닿다, 서로 이어지다

모발이식 키워드

>>> 모낭과 모근 구별하기 区别毛囊和毛根

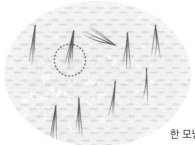

한 모낭에 2~4개의 모근이 자란 모습

毛根是埋在皮肤内的部分, 是毛发的根部。毛根长在皮肤内看不见, 并且被毛囊包围。毛囊是包裹在毛发根部的囊状组织, 通常在每个毛囊内生长2~4根毛根。按一般移植1000个毛囊来计算, 约为2000~2500个毛根。

■■■■ 모근은 피부 내에 묻혀있는 부분으로 모발의 뿌리를 말합니다. 모근은 피부 속에서 자라므로 보이지 않으며 모낭으로 둘러싸여 있습니다. 모낭은 모근을 둘러싸고 있는 주머니 모양의 조직으로 일반적으로 한 모낭 당 2~4개의 모근이 성장합니다. 그래서 일반적으로 1000개의 모낭을 이식했다면 약 2000~2500개의 모근을 이식한 것과 같습니다.

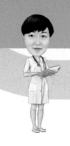

≫ 모발의 생로병사 毛发的生老病死

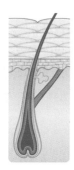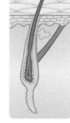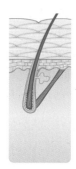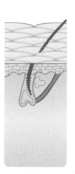

生长期 성장기　　退行期 퇴행기　　休止期 휴지기　　脱落 탈락

人的头发是大约有8~10万根，生长后过一段时间会自然脱落，然后重新长出，如此反复这个过程。它的生长期为2~6年，退行期约为2~3周，休止期为3~5个月。80~90%的头发都处于生长期，其余的处于退行期和休止期。每日正常脱落的头发约有50~100根。

■■■■■ 두피의 모발은 약 8~10만개로 성장 후 일정 기간이 지나면 자연스럽게 빠지고 다시 생겨 자라나는 과정을 반복합니다. 주기적으로 성장기 2년~6년, 퇴행기 2주~3주, 휴지기 3~5개월을 거칩니다. 모발의 80~90%는 성장기에 있고, 나머지는 퇴행기와 휴지기에 있습니다. 매일 정상적으로 빠지는 모발의 수는 약 50~100개 정도입니다.

≫ 단어와 상용어구

生长期	shēngzhǎngqī	성장기
退行期	tuìxíngqī	퇴행기
休止期	xiūzhǐqī	휴지기

04 모발이식 묻고 답하기

>> 有关毛发移植的问答

问 需要移植几次?

答 根据患者的个人状态及要求有所不同, 大多患者手术1次就能达到满意, 但是也有需要第2次或第3次的手术的。

问 毛发移植后的水肿什么时候可以恢复?

答 根据个人差异, 一般会水肿3-7天。

Q 몇 번의 수술이 필요한가요?

A 환자의 상태에 따라 차이가 있습니다. 1회의 수술로 만족하는 경우가 많지만 2차 혹은 3차 수술을 하게 되는 경우도 있습니다.

Q 모발이식 후 붓기는 언제 회복되나요?

A 개인 차이는 있을 수 있으나 3~7일까지 붓기가 있을 수 있습니다.

>> 단어와 상용어구

| 水肿 | shuǐzhǒng | 부종 |
| 个人差异 | gèrén chāyì | 개인 차이 |

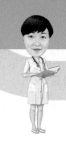

问 手术时间需要多久?

答 根据移植的数量而有差异，选择切开式毛发移植的话需要3个小时左右，非切开式毛发移植的话需要7个小时左右。

问 手术时很疼吗? 用什么麻醉方法?

答 在手术部位做局部麻醉，麻醉之后手术进行过程中就没有疼痛感了。

Q 수술 시간은 얼마나 걸리나요?

A 이식하는 모발의 수량에 따라 다르지만, 절개식 모발이식의 경우 3시간, 비절개식의 경우 7시간 정도 소요됩니다.

Q 수술시 많이 아픈가요? 어떤 마취를 하나요?

A 수술 부위에 국소마취를 합니다. 마취로 인해 수술이 진행되는 동안은 통증이 없습니다.

问 手术后什么时候可以洗头发?

答 非切开式手术是第二天就可以洗头发，切开式手术是两到三天后来院时护士给患者洗头发。

Q 수술 후 샴푸는 언제부터 가능한가요?

A 비절개방식의 수술인 경우 수술 다음 날부터 샴푸 가능하고 절개방식의 경우 2~3일 후 내원시 간호사가 샴푸해 드립니다.

≫ 단어와 상용어구

| 洗头发 | xǐtóufa | 샴푸하다 |
| 护士 | hùshi | 간호사 |

05 모발이식 수술 전 꼭 말해줘야 하는

≫ 수술 후 주의사항 术后注意事项

● 术后穿方便穿脱的衣服。
● 术后回家时为了遮挡手术部位，请戴宽松的帽子。

● 수술 후 입고 벗기 편한 상의를 착용해 주세요.
● 수술 후 귀가시 수술 부위를 가리기 위해 헐렁한 모자를 착용해 주세요.

≫ 단어와 상용어구

穿脱	chuāntuō	입고 벗기
遮挡	zhēdǎng	막다, 저지하다
戴帽子	dài màozi	모자 쓰다
宽松	kuānsōng	널찍하다, 여유가 있다

● 术后第三天来院给您洗头发和换药。
● 术后5天左右，请避开提重物或者大量运动。4周以后再做剧烈的运动比较好。

● 수술 이틀 후 내원하시면 샴푸와 환부 드레싱을 해드립니다.
● 수술 후 5일 정도는 무거운 물건을 들거나 심한 운동을 삼갑니다. 격한 운동은 4주 후에 시작하시는 것이 좋습니다.

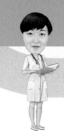

>>> 단어와 상용어구

换药	huànyào	소독하다, 드레싱하다
提	tí	들다
重物	zhóngwù	무거운 물건

● 术后9个月内不可以烫发及染发。

● 为了提高存活率，术后2周内避免饮酒和吸烟。

● 수술 후 9개월 내에는 파마와 염색을 하지 마세요.

● 생착률을 높이기 위해 수술 후 2주간은 음주와 흡연을 삼가주십시오.

>>> 단어와 상용어구

烫发	tàngfà	파마를 하다
染发	rǎnfà	염색하다
存活率	cúnhuólü	생착률

● 切开式毛发移植时后枕部的缝合线是手术7~10日后需要拆线。

● 术后睡觉时垫高一点的枕头。

● 절개법 모발이식의 경우 후두부 절개 부위의 실밥은 수술 10일 후에 제거합니다.

● 수술 후 수면시 배개는 높은 것이 좋습니다.

당신에게만 공개하는 닥터 정의 현장 메모

>>> 상담시 알고 있어야 하는 탈모 치료제 **脱毛治疗药**

지금까지 의약품으로 등록되어 미국 식품의약품안전국(FDA)을 통과한 탈모 치료제는 프로페시아와 미녹시딜입니다. 이 두 종류의 약은 사용을 중지하면 다시 원래 상태로 돌아온다는 단점을 가지고 있습니다.

01 프로페시아(propesia) 保法止 bǎofǎzhǐ

- 常用男士脱发治疗的内服药。
- 남성용 탈모치료 내복약

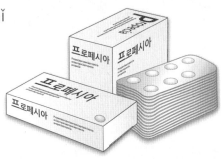

02 미녹시딜(minoxidil) 米诺地尔 mǐnuò dìěr

- 男女都可以用的外用脱发治疗剂。
- 남녀 공용 탈모치료 외용약

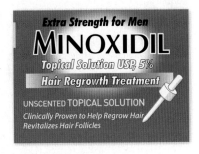

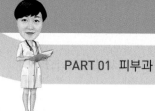
>> 그림으로 익히는 절개식 모발이식 과정　通过图案了解毛发移植过程

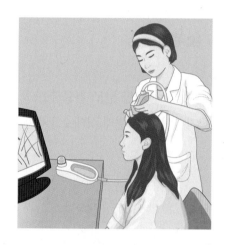

第1阶段 ：检测毛发和头皮
제1단계 ：모발 및 두피 검사

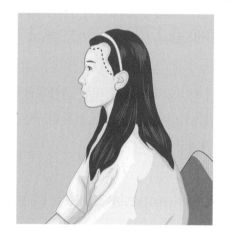

第2阶段 ：算出需要移植的毛发数
제2단계 ：이식할 모발수 산출

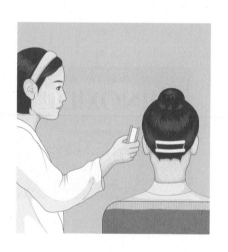

第3阶段 ：枕部设计
제3단계 ：후두부 디자인

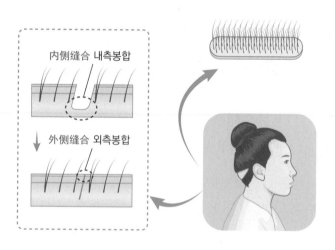

第4阶段 ：枕部头皮的采集和缝合
제4단계 ：후두부 두피 채취와 봉합

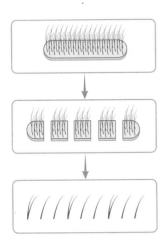

第5阶段 ：毛囊的分离和保存

제5단계 ：모낭의 분리 및 보존

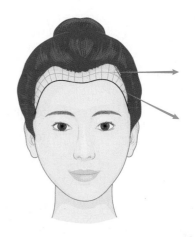

第6阶段 ：要移植部位的设计

제6단계 ：이식부의 디자인

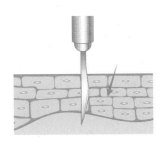 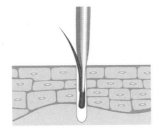 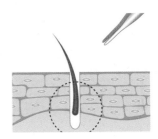

第7阶段 ：毛发移植到受区

제7단계 ：모발이식

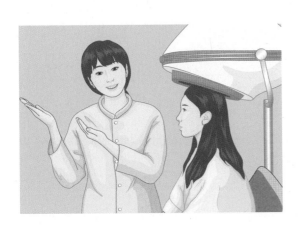

第8阶段 ：术后护理

제8단계 ：이식 후 관리

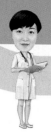
>> 단어와 상용어구

采集	cǎijí	채집하다, 채취하다
缝合	fénghé	봉합하다
头皮	tóupí	두피
植毛器	zhímáoqì	식모기
分离	fēnlí	분리하다
保存	bǎocún	보존하다
设计	shèjì	디자인

연습 문제

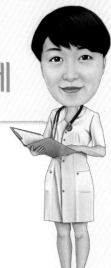

한국어 단어에 상응하는 중국어를 선택하세요.

01. 모발이식
① 毛发移植　　② 毛发移植　　③ 剪头发　　④ 卷头发

02. 대머리
① 无头发　　② 染头发　　③ 秃头　　④ 秃顶

03. 후두부
① 枕部　　② 后头部　　③ 后脑勺　　④ 头顶

04. 생착률
① 成功率　　② 发生率　　③ 出产率　　④ 存活率

05. 절개식
① 切开式　　② 非切开式　　③ 钻孔法　　④ 分离式

06. 모발의 주기 : 생장기 - (　　　　　) - 휴지기
① 生长期　　② 退行期　　③ 休止期　　④ 退修期

07. 샴푸하다
① 烫头发　　② 剪头发　　③ 洗头发　　④ 卷头发

08. 모낭
① 毛根　　② 毛发　　③ 植毛　　④ 毛囊

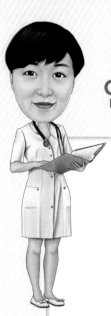

연습 문제

09. 프로페시아

① 保法止   ② 米若地尔   ③ 激素   ④ 米若新

10. 좀 높은 베개를 베다

① 带高一点的枕头   ② 垫高一点的枕头

③ 插高一点的枕头   ④ 放高一点的枕头

11. 실밥을 제거하다

① 拉线   ② 紧线   ③ 拆线   ④ 松线

12. 진통제

① 消炎片   ② 镇定片   ③ 镇痛片   ④ 维生素片

13. 드레싱하다

① 穿衣服   ② 吃沙拉   ③ 开车   ④ 消毒

정답 | 01.①②   02.③④   03.①②③   04.④   05.①   06.②   07.③   08.④   09.①
     10.②   11.③   12.③   13.④

PART 02

성형외과

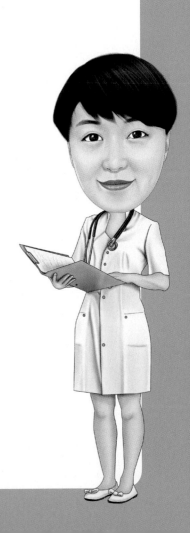

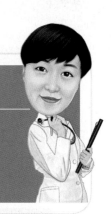

수면마취가 무엇입니까? _마취
"睡眠麻醉是什么?"

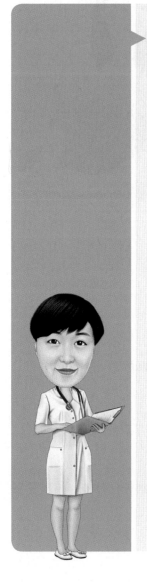

한국에서 전신마취(全身麻醉 : General Anesthesia) 외에 의식이 소실되지 않는 마취를 부위마취(Local Anesthesia)와 국소마취(Regional Anesthesia) 로 구분하여 부르는 반면 중국은 부위마취와 국소마취를 동일하게 局部麻醉라고 부릅니다. 결국 척추마취(spinal anesthesia)와 부분 침윤마취(infiltration anaesthesia), 표면마취(surface anaesthesia)를 모두 통역할 때 局部麻醉라고 통역을 해야 한다는 의미입니다. 물론 국소마취를 부분 침윤마취 등의 세분화된 통역을 할 수도 있으나 특수한 상황이 아니고서는 통상적으로 局部麻醉라고 통역을 하게 됩니다. 그래서 중국은 마취를 크게 전신마취(全身麻醉 : General Anesthesia)와 부위마취(局部麻醉 : Local and Regional Anesthesia) 로 나누어 표현한다고 보면 맞습니다.

또한 한국에서 수술을 하는 중국 일반인들에게 수면마취(睡眠麻醉 : Twilight Anesthesia)라는 단어를 사용하면 대부분 "没听说过!(들어본 적 없어요)"라고 대답합니다. 중국에서는 수면마취라는 표현을 하지 않습니다. 중국인들과 중국 의사들은 수면마취를 "기초마취(基础麻醉)", "정맥마취(静脉麻醉)"라고 표현합니다. 결국 수면마취(睡眠麻醉)라는 표현은 한국의 성형한류가 만들어낸 가장 적합한 의료 신조어라고 할 수 있습니다.

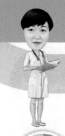

01 닥터 정이 상담해 드립니다!

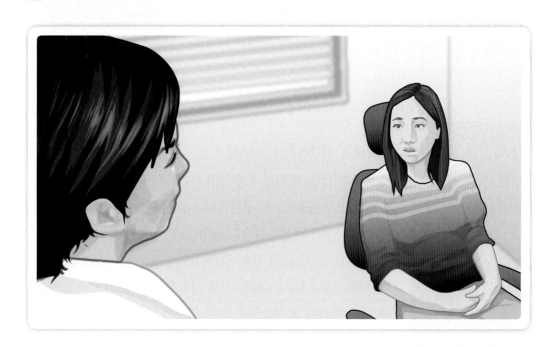

> **≫ 수면마취** 睡眠麻醉

郑医生：今天您的身体状态怎么样?

患　者：我挺好的, 但是心理有一点紧张。我今天做什么麻醉?

郑医生：睡眠麻醉和局部麻醉联合使用。

患　者：我没听说过, 睡眠麻醉是什么?

郑医生：睡眠麻醉, 顾名思义就是手术过程中, 您不会感到任何疼痛, 和睡觉感觉一样, 一觉醒过来, 手术就全部结束了。

患　者：睡觉啊? 那因为疼痛手术中醒过来怎么办?

郑医生 : 不会醒过来的, 医生会随时调整麻醉药剂量。这种麻醉很受大家欢迎, 因为没有任何疼痛感而且恢复速度快, 还有手术中我院的麻醉医生会从头到尾监护您的, 所以不要有心理负担。

患　者 : 我在国内打过全麻, 不容易清醒, 而且醒来后嗓子非常不舒服, 所以有点担心。

郑医生 : 全麻与睡眠麻醉不一样, 睡眠麻醉不需要气管插管过程, 所以嗓子不会不舒服。

患　者 : 郑医生!术后我没有醒过来怎么办?

郑医生 : 您可以放心, 医院具备完善的应急措施和抢救措施。您不要太紧张, 术后30分钟就可以回到酒店休息。

患　者 : 好的, 谢谢!

닥터 정 : 오늘 컨디션이 어때요?

환　자 : 매우 좋아요. 하지만 조금 긴장되네요. 오늘 제가 어떤 마취를 하나요?

닥터 정 : 수면마취와 국소마취를 같이 할거예요.

환　자 : 들어본 적 없는데, 수면마취가 뭐죠?

닥터 정 : 수면마취는 그 명칭이 말해주듯 수술 시작부터 끝날 때 까지 수면상태로 있는 것인데 어떤 통증도 느끼지 못하실 거예요. 깨어나면 수술은 완전히 끝나 있지요.

환　자 : 아파서 수술 도중 깨어나면 어떡하죠?

닥터 정 : 깨어나지 않아요. 의사가 마취제 양을 조절하거든요. 통증을 느끼지 않을 뿐 아니라 각성도 매우 빠르기 때문에 최근에 매우 환영받는 마취법입니다. 그리고 수술 처음부터 마지막까지 마취과 전문의가 환자 상태를 체크하니 부담 갖지 않으셔도 돼요.

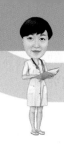

환　자 : 중국에서 전신마취를 한 적이 있는데 쉽게 깨어나지도 못하고 깨어나서 목도
　　　심하게 아팠어요. 그래서 걱정돼요.

닥터 정 : 아~ 그것은 수면마취와 달라요. 수면마취는 기관삽관을 하지 않아 깨어나도
　　　목이 아프지 않아요.

환　자 : 닥터 정! 저 마취에서 깨어나지 못하면 어떡하죠?

닥터 정 : 저희 병원은 응급상황에 대한 대응 시스템이 잘 되어 있으니 마음 놓으세요. 너
　　　무 긴장하지 마세요. 수술 후 30분이면 깨어나서 호텔에서 휴식할 수 있어요.

환　자 : 네. 고맙습니다!

≫ 단어와 상용어구

睡眠麻醉	shuìmián mázuì	수면마취
局部麻醉	júbù mázuì	부위마취 혹은 국소마취
顾名思义	gùmíng sīyì	글자 그대로
任何	rènhé	어떠한
觉醒	juéxǐng	각성하다
受欢迎	shòu huānyíng	환영받다, 인기있다
负担	fùdān	부담
清醒	qīngxǐng	의식을 회복하다
嗓子不舒服	sǎngzi bùshūfu	목이 불편하다
气管插管	qìguǎn chāguǎn	기관 삽관
应急措施	yìngjí cuòshī	응급조치
抢救措施	qiǎngjiù cuòshī	응급조치

기본을 다져야

여러 가지 마취 이해하기 了解各种麻醉

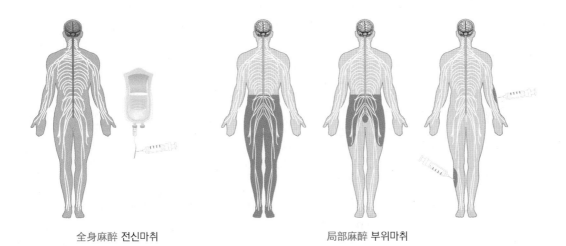

全身麻醉 전신마취　　　　　局部麻醉 부위마취

>> 전신마취 General Anesthesia 全身麻醉

全身麻醉简称全麻。全麻是指麻醉药物从不同的途径进入中枢神经系统，产生抑制，使患者神志和全身痛觉消失，其抑制的深浅与血液中的药物浓度有关，可控性强。当麻醉药物排出体外或在体内代谢后，患者神志逐渐恢复。全麻的给药途径包括静脉注射、肌内注射、经呼吸道吸入及直肠内灌注等。

■■■■■ 전신마취란 약칭으로 全麻라고 표현합니다. 전신마취는 마취약물이 여러 경로를 통해 중추신경에 투입되어 환자의 의식과 전신의 통증을 소멸시키는 것을 말하며 마취 상태의 경중은 혈액 내 마취약물의 농도와 관련이 있으므로 조절 범위가 넓습니다. 마취 약물이 체외로 배출되거나 체내에서 대사된 후 환자는 점차적으로 의식을 회복하게 됩니다. 전신마취는 약물의 투여 경로에 따라 정맥마취, 근주마취, 흡입마취, 직장내 마취 등이 있습니다.

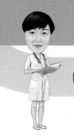

≫ 단어와 상용어구

全身麻醉	quánshēn mázuì	전신마취
中枢神经系统	zhōngshū shénjīng xìtǒng	중추 신경계
抑制	yìzhì	억제하다
神志	shénzhì	의식
浓度	nóngdù	농도
可控性	kěkòngxìng	조절성
排出	páichū	배출하다
途径	tújīng	경로
吸入	xīrù	흡입하다
静脉	jìngmài	정맥
抑制	yìzhì	억제하다
肌内注射	jīnèi zhùshè	근주마취
直肠内灌注麻醉	zhícháng nèi guànzhù mázuì	직장내 마취

≫ 수면마취 Twilight Anesthesia 睡眠麻醉

广义上来讲, 睡眠麻醉也可算是一种全身麻醉。睡眠麻醉是指在静脉内注射催眠药, 安定镇静药, 诱导患者进入睡眠状态, 但维持着意识和运动功能的麻醉方式。最近因其有效性和便利性众多医生采用该麻醉法进行整形手术, 但药量过多的话也会导致患者死亡, 因此必须得麻醉科医生的监督下进行睡眠麻醉。

▬▬▬ 큰 범주 안에서 수면마취도 전신마취입니다. 수면마취는 정맥 내로 수면유도제와 안정제를 주입해 환자를 수면상태로 유도하지만 의식과 운동기능은 유지되는 마취방법입니다. 최근 많은 성형병원들이 그 우수한 마취 효능과 편리성 때문에 수면마취법을 사용하

여 성형을 하지만 과다한 약물이 투입될 경우 환자가 사망할 수 있으므로 반드시 마취과 의사의 감독하에 사용해야 하는 마취법입니다.

≫ 단어와 상용어구

催眠药	cuīmiányào	수면 유도제
安定镇静药	āndìng zhènjìngyào	안정제
诱导	yòudǎo	유도하다
维持	wéichí	유지하다
有效性	yǒuxiàoxìng	유효성
便利性	biànlìxìng	편리성

≫ 부위마취 Local and Regional Anesthesia 局部麻醉

局部麻醉是指利用局部麻醉药如普鲁卡因、利多卡因等，注射在相应部位使脊神经、神经丛或神经干以及更细的周围神经末梢受到阻滞，使身体的某一部位暂时失去痛觉。局部麻醉的特点是麻醉局限在身体的局部病人的意识是清醒的。临床常用的局部麻醉方法有表面麻醉、局部浸润麻醉、区域阻滞麻醉、椎管内麻醉等。

▄▄▄▄ 부위마취는 프로카인, 리도카인 등의 마취약을 상응한 부위에 주사하여 척추신경, 신경총 혹은 신경간 및 더 미세한 주위의 말초신경이 억제를 받아 신체의 일부 부위가 일시적으로 감각을 상실하게 됩니다. 부위마취의 특징은 신체의 일부만 마취된다는 것으로 환자의 의식은 깨어있습니다. 임상에 자주 사용되는 부위마취 방법으로는 표면마취(surface anaesthesia), 부분 침윤마취(infiltration anaesthesia), 전달마취(regional block anesthesia), 척추 마취(spinal anesthesia) 등이 있습니다.

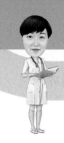
➤➤ 단어와 상용어구

普鲁卡因	pǔlǔkǎyīn	프로카인
利多卡因	lìduōkǎyīn	리도카인
脊神经	jǐshénjīng	척추신경
神经丛	shénjīngcóng	신경총
神经干	shénjīnggān	신경간
神经末梢	shénjīng mòshāo	말초신경
阻滞	zǔzhì	가로막다, 지체되다
表面麻醉	biǎomiàn mázuì	표면마취(surface anaesthesia)
局部浸润麻醉	júbù jìnrùn mázuì	부분 침윤마취(infiltration anaesthesia)
区域阻滞麻醉	qūyù zǔzhì mázuì	전달마취(regional block anesthesia)
椎管内麻醉	zhuīguǎn nèi mázuì	척추 마취(spinal anesthesia)

 마취 키워드

➤➤ 전신마취와 수면마취의 차이 全麻和睡眠麻醉的不同点

全身麻醉是完全消除意识、感觉、运动、反射作用，而睡眠麻醉是患者进入睡眠状态，只有轻微的意识、感觉、运动、反射作用，可以自主呼吸，因此不需要气管插管。而且睡眠麻醉在手术后30分钟就可以完全苏醒，全身麻醉需要2~3个小时左右的恢复时间。

■■■■■ 전신마취는 의식, 감각, 운동, 반사가 완전히 상실되는 상태입니다. 수면마취는 신체가 수면(진정)상태가 되어 단지 의식과 감각, 운동, 반사가 경미한 상태이며 스스로 호흡이 가능하므로 기관삽관이 필요 없습니다. 또한 수면마취는 수술 후 30분이면 완전 회복이 가능하지만 전신마취는 수술 후 1~2시간 가량의 회복시간이 필요합니다.

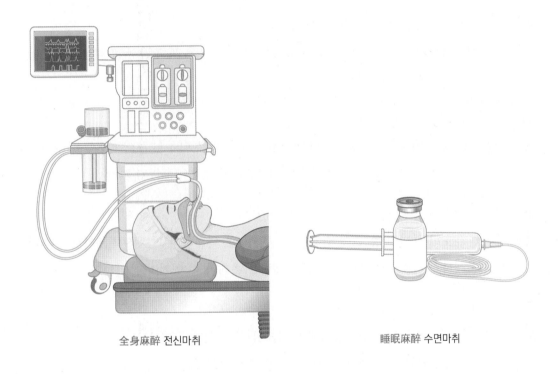

全身麻醉 전신마취   睡眠麻醉 수면마취

≫ 단어와 상용어구

气管插管	qìguǎn chāguǎn	기관삽관
苏醒	sūxǐng	의식을 회복하다
反射作用	fǎnshè zuòyòng	반사작용
自主呼吸	zìzhǔ hūxī	스스로 호흡하다

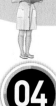

04 마취 묻고 답하기

≫ 有关麻醉的问答

问 全身麻醉前禁食的原因是什么?

答 诱导麻醉的过程中, 胃内容物会逆流到口腔内, 并阻塞气管导致窒息, 或者流入到肺部, 导致吸入性肺炎。

问 全身麻醉的副作用有哪些?

答 全身麻醉的副作用主要发生在呼吸系统, 循环系统和中枢神经系统, 如呕吐, 窒息, 支气管痉挛, 缺氧, 肺不张, 低血压, 心律不齐, 恶性高热等。

Q 전신마취 전에 금식하는 이유는 무엇인가요?

A 마취를 유도하는 과정 중 위의 내용물이 구강 내로 역류하여 기도를 패쇄함으로써 질식을 초래하거나 기도로 넘어가 흡인성 폐렴을 초래할 수 있기 때문입니다.

Q 전신마취 부작용은 어떤 증상이 있나요?

A 주로 호흡계, 순환계, 중추신경계에서 나타납니다. 예를 들면 구토, 질식, 기관지 경련, 저산소증, 폐협착, 저혈압, 부정맥, 악성 고열 등입니다.

≫ 단어와 상용어구

逆流	nìliú	역류하다
阻塞	zǔsè	막히다
气管	qìguǎn	기도
窒息	zhìxī	질식하다

>>> 단어와 상용어구

吸入性肺炎	xīrùxìng fèiyán	흡인성 폐렴
呼吸系统	hūxī xìtǒng	호흡계
循环系统	xúnhuán xìtǒng	순환계
支气管痉挛	zhīqìguǎn jìngluán	기관지 경련
呕吐	ǒutù	구토
缺氧	quēyǎng	저산소증
肺不张	fèibùzhāng	폐협착
心律不齐	xīnlǜ bùjì	부정맥
恶性高热	èxìng gāorè	악성 고열

问 整形项目当中哪种手术需要全身麻醉?

答 隆乳, 两颌手术, 轮廓手术等需要全身麻醉, 其他手术是一般在睡眠麻醉或局部麻醉下做手术。

问 最常用的睡眠麻醉药是什么?

答 有丙泊酚(propofol), 克他命(氯胺酮ketamine), 咪达唑仑(midazolam)等静脉注射麻醉药。

Q 성형 중 전신마취를 하는 수술은 어떤 수술이 있습니까?

A 유방확대술, 양약수술, 윤곽수술 등은 전신마취를 하고 기타 수술은 수면마취 혹은 부분마취를 합니다.

Q 자주 사용되는 수면마취제는 어떤 것이 있나요?

A 프로포폴, 케타민, 미다졸람 등의 정맥주사 마취약이 있습니다.

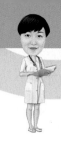
》》단어와 상용어구

丙泊酚	bǐngbófēn	프로포폴(propofol)
克他命(氯胺酮)	kètāmìng(lǜàntóng)	케타민(ketamine)
咪达唑仑	mīdá zuòlún	미다졸람(midazolam)

问 睡眠麻醉的副作用有什么?

答 有呼吸困难, 血压下降, 呕吐, 头痛, 幻觉, 幻听等症状。

问 睡眠麻醉清醒后可以立刻饮食吗?

答 不可以立刻饮食, 过30分钟后才可以喝水。

Q 수면마취 후의 부작용 증상은 어떤 것이 있나요?

A 호흡곤란, 혈압저하, 구토, 두통, 환각, 환청 등의 증상이 있습니다.

Q 수면마취 각성 후 바로 음식물을 먹어도 되나요?

A 바로 음식물을 섭취하실 수는 없고 30분 정도 경과 후 물을 드실 수 있습니다.

》》단어와 상용어구

幻觉	huànjué	환각
幻听	huàntīng	환청
立刻	lìkè	즉시
血压下降	xuèyā xiàjiàng	혈압저하
呼吸困难	hūxī kùnnán	호흡곤란

问 整形美容当中哪个项目做睡眠麻醉?

答 一般情况下除了全身麻醉的两颌手术, 隆胸手术, 轮廓手术以外都可做睡眠麻醉。鼻部和眼部手术只做局部麻醉, 也有一些特殊情况睡眠麻醉和局部麻醉联合应用。

问 激光治疗前涂麻醉霜和局部注射利多卡因, 这两种方式都属于哪种麻醉方式?

答 广义上讲都属于局部麻醉, 其中前者是表面麻醉, 后者是局部浸润麻醉。

Q 미용성형 수술 중 수면마취를 하는 수술은 어떤 것이 있나요?

A 일반적으로 전신마취를 하는 양악수술, 가슴수술, 윤곽수술 외의 수술은 모두 수면마취를 한다고 보시면 됩니다. 눈수술과 코수술은 국소마취를 하지만 특수한 상황에서는 수면마취와 국소마취를 같이 진행합니다.

Q 레이저 시술을 위해 크림을 도포하는 형태의 마취와 국소에 리도카인을 주사하는 마취는 어떤 마취에 속하나요?

A 두 가지 모두 큰 범주에서 부위마취에 속하며 그 중 전자는 표면마취이고 후자는 부분 침윤마취라고 합니다.

≫ 단어와 상용어구

联合应用	liánhé yìngyòng	함께 응용하다
两颌手术	liǎnghé shǒushù	양악수술
隆胸手术	lóngxiōng shǒushù	유방확대술
面部轮廓手术	miànbù lúnkuò shǒushù	안면윤곽수술

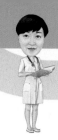

问 麻醉前要擦掉指甲油的理由是什么?

答 因为手术时需要将测定血氧饱和度的设备夹在手指上。

Q 마취 전 매니큐어를 지워야 하는 이유는 무엇입니까?

A 수술시 체내 산소포화도를 측정하는 장비를 손가락에 끼워 측정하기 때문입니다.

≫ 단어와 상용어구

测定	cèdìng	측정하다
体内血氧饱和度	tīnèi xuèyǎng bǎohédù	체내산소포화도
夹	jiā	끼우다, 집다
擦掉指甲油	cādiào zhǐjiǎyóu	매니큐어를 지우다

 마취 전 꼭 말해줘야 하는

≫ 마취 전 후 주의사항 麻醉前后注意事项

● 药品

跟医生说明近期自己所有的用药史, 尤其是阿司匹林类药物, 因为服用阿司匹林类药物有出血的危险, 所以要至少停药1周以上。高血压、甲状腺、高血糖治疗的药物手术当天早上可以用少量水服用。

● 既往史

对特定的物质或药物, 以及食物有过敏的患者必须跟医生事先说明。既往做麻醉时有不适的经历也应跟医生说明。

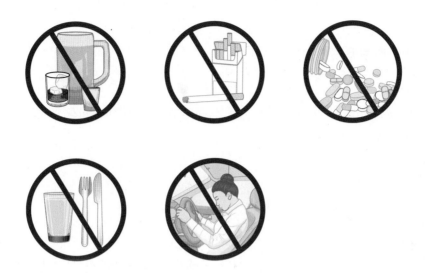

●약

평소 자신이 복용하던 모든 약을 빠뜨리지 말고 의사에게 알려 주어야만 하며 특히 아스피린계 약물은 출혈의 위험이 있으므로 최소 1주일 이상은 중단하여야 합니다. 혈압약, 갑상선약, 당뇨약은 수술 당일 아침에 소량의 물로 복용합니다.

●병력

특정한 물질 혹은 약제, 음식 알레르기가 있는 환자는 반드시 의사에게 알려야 합니다. 이전에 마취를 했을 때 좋지 않은 경험이 있다면 의사와 상의하여야 합니다.

>>> 단어와 상용어구

药品	yàopǐn	약품
近期	jìnqī	가까운 시기
用药史	yòngyàoshǐ	약 복용 내역
停药	tíngyào	약 복용을 중지하다
甲状腺	jiǎzhuàngxiàn	갑상선
既往史	jìwǎngshǐ	병력

147

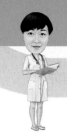
● 禁食

手术6~8个小时前开始禁食。

● 术前生活

手术前1周应开始禁烟禁酒。手术当天不许戴首饰。指甲油和化妆品也应擦拭干净。手术时不能佩戴隐形眼镜。

● 금식

수술 6~8시간 전부터 금식을 합니다.

● 수술 전 생활

수술 1주일 전부터 흡연과 음주를 금합니다. 수술 당일에는 악세서리는 착용하지 마시고 매니큐어, 화장은 지우고 오셔야 합니다. 수술시 콘텍트 렌즈를 착용할 수 없습니다.

>>> 단어와 상용어구

戴首饰	dài shǒushi	장신구를 하다
擦拭	cāshì	닦다
佩戴	pèidài	몸에 달다

● 麻醉前检查

血液检查, X光检查, 尿常规, 心电图

● 麻醉清醒后注意事项

全麻清醒后为了避免肺合并症, 必须严格护理, 密切观察。而且必须得使用吸引器吸出喉咙中的痰及其他分泌物。

● 검사

혈액검사, X-ray검사, 소변검사, 심전도 검사

● 마취 각성 후 주의사항

전신마취 각성 후 폐합병증을 예방하기 위해 엄격하게 관리하고 세심히 관찰해야 합니다.
또한 반드시 흡입기로 목의 가래와 기타 분비물을 제거해야 합니다.

>>> 단어와 상용어구

尿常规	niàochángguī	소변 검사
心电图	xīndiàntú	심전도
密切观察	mìqiè guānchá	꼼꼼이 관찰하다
喉咙	hóulóng	인후
痰	tán	가래
分泌物	fēnmìwù	분비물
吸引器	xīyǐnqì	흡입기

● 饮食

完全清醒之前不要吃食物。

● 术后生活

患者禁止自行开车，必须有监护人陪同。

为确保术后安全，全身麻醉的患者，应至少住院1天。

● 음식물

완전히 각성되기 전까지 음식물을 섭취하지 않습니다.

● 수술 후 생활

자가 운전으로 귀가할 수 없으므로 보호자를 동반해야 합니다.

전신마취인 경우 병원에서 최소 1일 입원하는 것이 안전합니다.

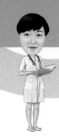

 단어와 상용어구

自行开车	zìxíng kāichē	자가 운전
监护人	jiānhùrén	보호자
陪同	péitóng	동반하다
确保	quèbǎo	보장하다
住院	zhùyuàn	입원하다

06 당신에게만 공개하는 닥터 정의 현장 메모

>> 마취 전 반드시 확인해야 하는 질문들　麻醉前必须确认的事项

● 您把手术同意书, 麻醉同意书的内容充分了解后签字了吗?
　수술동의서와 마취동의서 모두 이해한 후 서명하셨나요?

● 您禁食了吗?
　금식하셨나요?

● 您有没有服用什么药物?
　약물 복용하신 것 있으신가요?

● 您摘掉隐形眼镜了吗?
　콘텍트 렌즈를 제거하셨나요?

● 您摘掉假牙了吗?

틀니를 제거하셨나요?

● 您摘掉身上的贵重物品和首饰了吗?

귀중품과 악세서리는 다 제거하셨나요?

● 您擦干净指甲油了吗?

매니큐어와 페디큐어를 모두 지우셨나요?

● 您小便了吗?

소변은 보셨나요?

≫ 단어와 상용어구

麻醉同意书	mázuì tóngyìshū	마취동의서
签字	qiānzì	서명하다
摘掉	zhāidiào	제거하다

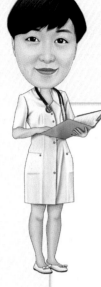

연습 문제

한국어 단어에 상응하는 중국어를 선택하세요.

01. 전신마취

① 全身麻醉　　② 表面麻醉　　③ 局部浸润麻醉　　④ 脊椎麻醉

02. 리도카인

① 青霉素　　② 利多卡因　　③ 普鲁卡因　　④ 肾上腺素

03. 의식을 회복하다

① 起床　　② 意识　　③ 苏醒　　④ 清醒

04. 약 복용을 중지하다

① 停药　　② 服药　　③ 开药　　④ 汤药

05. 병력

① 服药史　　② 既往史　　③ 历史　　④ 患病

06. 수면 유도제

① 植物诱导剂　　② 药酶诱导药　　③ 催眠药　　④ 清醒诱导剂

07. 환각

① 幻听　　② 眩晕　　③ 呕吐　　④ 幻觉

08. 마취동의서

① 麻醉同意书　　② 病历　　③ 手术记录单　　④ 顾客档案

09. 체내산소포화도

① 体内蛋白质饱和度　　　　② 体内血氧饱和度

③ 体内钙饱和度　　　　　　④ 体内离子饱和度

10. 금식하셨나요?

① 您吃饭了吗?　　　　　　② 您禁食了吗?

③ 您喝水了吗?　　　　　　④ 您睡觉了吗?

11. 질식하다

① 梗阻　　　　② 逆流　　　　③ 窒息　　　　④ 呕吐

12. 부정맥

① 心肌梗塞　　② 心律正常　　③ 心律缓慢　　④ 心律不齐

13. 저산소증

① 缺氧　　　　② 高氧　　　　③ 氧化　　　　④ 氧气

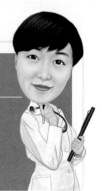

잃어버린 제 내안각을 찾아주세요! _눈성형
"给我找回来我原来的内眼角!"

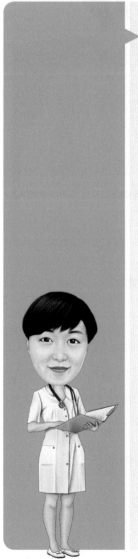

얼굴의 오관은 모두 중요하지만 사람의 마음까지 담아내는 눈이 가장 중요하지 않을까 생각합니다. 눈성형을 잘못하여 한국을 방문한 한 여성 분의 이야기입니다.

눈 앞트임과 쌍꺼풀 수술 실패로 인해 수술 후 사회생활에 장애가 생겨 내원하신 분이었습니다. 안타깝게도 정신과 치료도 함께 받고 계신 상태였습니다. 상담 후 재수술을 결정할 때도 무척 망설이셨는데 혹시 또 잘못되어 지금보다 더 심한 결과가 나올까 걱정이 되셨던 거지요. 다행히 수술 결과는 만족스러웠고, 수술 후 웨이신에 올라온 아름다운 그녀의 사진을 감상할 수 있었습니다.

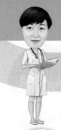

01 닥터 정이 상담해 드립니다!

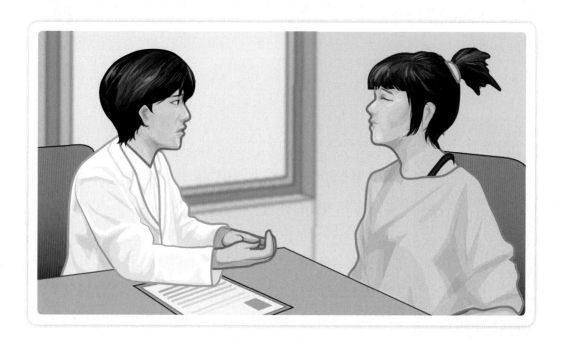

>> 앞트임과 쌍꺼풀 재수술 **开内眼角和双眼皮修复术**

患　者：3年前在国内做了开内眼角和双眼皮手术。有可能是医生的经验不足吧，眼角开得太过了，红的粘膜露出的太多，内眼角部外形过于圆钝，显得恐怖还有太假的感觉，真的希望恢复原来正常的眼角。还有双眼皮做得过高，每次照镜子真受不了！

郑医生：由于可操作范围太小，眼部重修手术需要非常精细的技术。尤其是内眼角部位手术后仍然会留一点瘢痕。

● 患　者：就是嘛!我已经失败了一次, 犹豫重做手术, 害怕比现在变得更严重。第一
　　　　　次手术后见人时一直不敢直接看对方的眼睛聊天, 自己都有心理障碍了。

郑医生：嗯, 能理解~

● 患　者：失败的双眼皮是怎么修复的? 能修复好吗?

郑医生：可以修复的!首先剥离在高位上粘连的双眼皮线部位的组织, 然后在对
　　　　　您合适的高度上重新做新的双眼皮线。

● 患　者：听起来非常恐怖啊, 我非常怕痛而且胆小。

郑医生：你当时做什么麻醉呀?

● 患　者：我记不清, 具体不知道, 手术结束醒来就看到我妹妹在照顾我的。

郑医生：这次只做局部麻醉的, 可以吗?

● 患　者：喔, 局麻会听到手术的过程吧! 觉得太恐怖啦, 还是让我睡觉吧。

郑医生：嗯, 韩国眼整形一般做局部麻醉, 手术过程中医生要让患者做睁闭眼
　　　　　的动作, 所以需要患者有意识跟医生沟通的。

● 患　者：我还是害怕!

郑医生：那就在手术开始的时候给你用睡眠麻醉, 需要沟通的时候医生再调节
　　　　　药量跟你沟通吧。

● 患　者：好的, 谢谢!

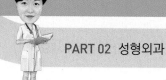

● 환　자 : 3년 전에 국내에서 앞트임과 쌍꺼풀을 했어요. 아마 경험이 많지 않은 의사가 집도를 해서 그런지 앞트임이 너무 심하게 됐어요. 내안각 부분의 붉은 점막이 심하게 많이 노출되고 형태도 둥그렇고 무서워 보일 뿐 아니라 너무 인공적이에요. 정말 다시 이전의 정상적인 내안각으로 돌아가고 싶어요. 그리고 쌍꺼풀이 너무 높게 됐어요. 거울 볼 때마다 속상해요!

닥터 정 : 눈 수술은 조작 범위가 작기 때문에 재수술은 정말 정교한 기술이 필요해요. 특히 내안각은 흉터가 남을 수 있어요.

● 환　자 : 그래요. 한번 실패하고 나니까 재수술해서 지금보다 더 심해지면 어떡하나 하는 걱정에 재수술을 망설이게 돼요. 1차 수술 후 지금까지 사람을 만나 대화할 때 상대방의 눈을 보지 못하고 있어요. 심리적 장애가 생겼어요.

닥터 정 : 음, 이해가요.

● 환　자 : 제 실패한 쌍꺼풀은 어떻게 수술하나요? 회복될 수 있을까요?

닥터 정 : 네. 회복하실 수 있어요! 우선 너무 높이 잡혀있는 유착된 쌍꺼풀 라인 부위의 조직을 박리하고 환자분에게 어울리는 높이의 쌍꺼풀 라인을 다시 만들 거예요.

● 환　자 : 듣기에 매우 공포스럽네요. 제가 통증에 민감하고 겁이 많아요.

닥터 정 : 이전 수술할 때 어떤 마취를 했나요?

● 환　자 : 기억이 잘 안나고 구체적으로 잘 모르겠어요. 깨어나니까 수술 끝나고 동생이 돌봐주고 있었어요.

닥터 정 : 이번에는 국소마취만 할게요. 괜찮죠?

● 환　자 : 음, 국소마취가 수술 중에 수술 소리 다 들리는 거죠! 너무 공포스러워요. 그냥 재워 주세요.

닥터 정 : 한국에서 눈성형은 일반적으로 국소마취를 해요. 수술 과정 중 의사가 환자에게 눈을 떴다 감았다 하는 동작을 시켜보거든요. 그래서 환자가 의식이 있는 상태에서 환자와 의사소통을 해요.

환　자 : 저는 그래도 무서워요!

닥터 정 : 그러면 수술 초기 단계에는 수면마취 들어가고 소통이 필요할 때 약물 양을 조절하여 소통하는 것으로 하겠습니다.

환　자 : 네. 감사합니다.

≫ 단어와 상용어구

开内眼角	kāi nèiyǎnjiǎo	앞트임 수술하다
医生的经验不足	yīshēng de jīngyàn búzú	의사의 경험이 부족하다
开得太过	kāi de tàiguò	너무 심하게 트임을 하다
圆钝	yuándùn	둥글고 뭉툭함
粘膜	niánmó	점막
精细	jīngxì	정교하다
犹豫	yóuyù	망설이다
失败	shībài	실패하다
重做手术	chóngzuò shǒushù	재수술
心理障碍	xīnlǐ zhàngài	심리장애
不敢	bùgǎn	감히 ~하지 못하다
能理解	néng lǐjiě	이해할 수 있다
记不清楚	jì buqīngchǔ	기억을 못하다
照顾	zhàogù	돌보다
睁闭眼动作	zhēngbì yǎn dòngzuò	눈을 떴다 감았다 하는 동작
沟通	gōutōng	소통하다

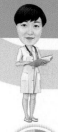

02 기본을 다져야

>>> 쌍꺼풀을 만드는 3가지 수술법 **双眼皮的3种手术方法**

● 埋线法

埋线法是指利用一根高分子尼龙线埋入皮下，使真皮与上睑提肌相粘连，从而形成双眼皮的手术方法。

● 매몰법

매몰법은 고분자의 의료용 나일론 실을 피하에 심어 진피와 상안검거근을 연결시켜 쌍꺼풀을 만드는 수술 방법입니다.

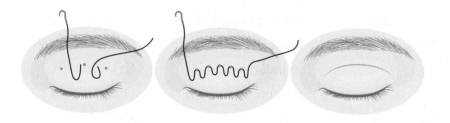

>>> **단어와 상용어구**

埋线法	máixiànfǎ	매몰법
高分子	gāofēnzǐ	고분자
尼龙线	nílóngxiàn	나일론실
埋入	máirù	심어 넣다
皮下	píxià	피하
上睑提肌	shàngjiǎn tíjī	상안검거근
粘连	zhānlián	유착하다

● 切开法

切开法是指切开上睑皮肤并切除适量的脂肪、肌肉和结缔组织，再缝合使真皮与上睑提肌相粘连，从而形成双眼皮的方法。

● 절개법

절개법은 윗눈꺼풀을 절개하여 적당량의 지방, 근육, 결합조직을 잘라내고 다시 진피와 상안검거근을 유착시켜 쌍꺼풀을 만드는 수술 방법입니다.

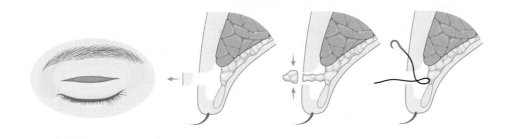

> **⋙ 단어와 상용어구**
>
> | | | |
> |---|---|---|
> | 切开法 | qiēkāifǎ | 절개법 |
> | 上睑 | shàngjiǎn | 윗눈꺼풀(상안검) |
> | 结缔组织 | jiédì zǔzhī | 결체 조직 |

● 部分切开法

部分切开法是指介于埋线法和切开法的中间形态，即切开最少的皮肤，祛除脂肪后，用线缝合上睑真皮和上睑提肌，使它粘连形成双眼皮的方法。

● 부분절개법

부분절개법은 매몰법과 절개법의 중간 형태의 수술 방법으로 피부를 최소 절개하고 지방을 제거한 후 윗눈꺼풀 진피와 상안검거근을 봉합하고 유착시켜 쌍꺼풀을 만드는 수술 방법입니다.

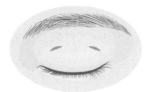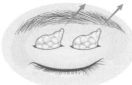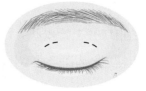

>> 단어와 상용어구

部分切开法	bùfēn qiēkāifǎ	부분절개법
介于	jièyú	~의 중간이다

>> 꼭 알아야 하는 눈성형 관련 해부학 명칭　必须得掌握的眼部解剖学名称

眶脂 kuàngzhī 안와지방(orbital fat)

上睑提肌 shàngjiǎn tíjī
상안검거근(levator palpebrae superioris)

眶隔 kuànggé 안와격막(orbital septum)

Müller肌 Müller jī 뮬러근(Müller muscle)

眼轮匝肌 yǎnlún zājī 안륜근(orbicularis oculi)

睑板 jiǎnbǎn 검판(tarso)

睫毛 jiémáo 속눈썹(eyelashes)

眶隔 kuànggé 안와격막(orbital septum)

眶脂 kuàngzhī 안와지방(orbital fat)

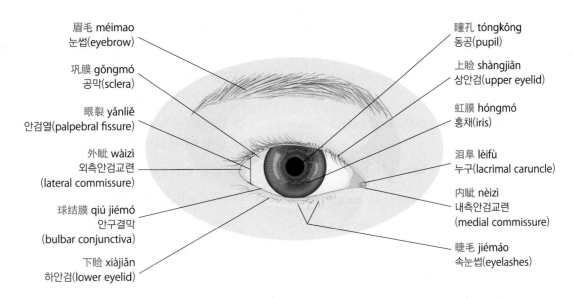

眉毛 méimao
눈썹(eyebrow)

巩膜 gǒngmó
공막(sclera)

眼裂 yǎnliè
안검열(palpebral fissure)

外眦 wàizì
외측안검교련
(lateral commissure)

球结膜 qiú jiémó
안구결막
(bulbar conjunctiva)

下睑 xiàjiǎn
하안검(lower eyelid)

瞳孔 tóngkǒng
동공(pupil)

上睑 shàngjiǎn
상안검(upper eyelid)

虹膜 hóngmó
홍채(iris)

泪阜 lèifù
누구(lacrimal caruncle)

内眦 nèizì
내측안검교련
(medial commissure)

睫毛 jiémáo
속눈썹(eyelashes)

** 눈의 윗눈꺼풀을 표현하는 단어는 上睑、上眼睑、上眼皮、아랫눈꺼풀을 표현하는 단어는 下睑、下眼睑、下眼皮가
있습니다. 上眼皮와 下眼皮는 일반적으로 사용하는 단어이며 上睑、上眼睑、下睑、下眼睑은 전문적인 표현입니다.

≫ 눈을 아름답게 만드는 눈성형 명칭 리스트 업 眼部的美容手术名称

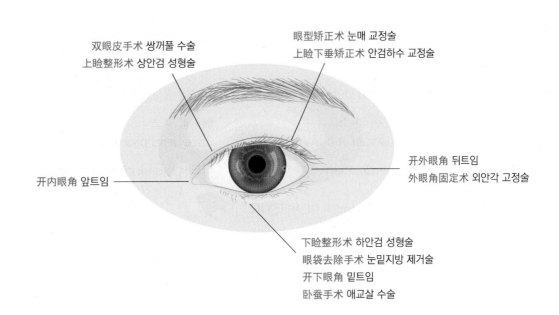

双眼皮手术 쌍꺼풀 수술
上睑整形术 상안검 성형술

眼型矫正术 눈매 교정술
上睑下垂矫正术 안검하수 교정술

开内眼角 앞트임

开外眼角 뒤트임
外眼角固定术 외안각 고정술

下睑整形术 하안검 성형술
眼袋去除手术 눈밑지방 제거술
开下眼角 밑트임
卧蚕手术 애교살 수술

163

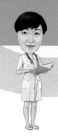

埋线法重睑术	máixiànfǎ chóngjiǎnshù	매몰법 쌍꺼풀 수술 (double eylid plasty by non incision)
部分切开法重睑术	bùfēn qiēkāifǎ chóngjiǎnshù	부분절개법 쌍꺼풀 수술 (double eylid plasty by partial incision)
切开法重睑术	qiēkāifǎ chóngjiǎnshù	절개법 쌍꺼풀 수술 (double eylid plasty by incision)
开内眼角手术	kāinèiyǎnjiǎo shǒushù	앞트임 수술(epi-canthoplasty)
开外眼角手术	kāiwàiyǎnjiǎo shǒushù	뒤트임 수술(lateral-canthoplasty)
开下眼角手术	kāixiàyǎnjiǎo shǒushù	밑트임 수술(lower-canthoplasty)
上睑下垂矫正术	shàngjiǎn xiàchuí jiǎozhèngshù	안검하수 교정술(ptosis correction)
眼型矫正术	yǎnxíng jiǎozhèngshù	눈매 교정술(ptosis correction)
上睑整形术	shàngjiǎn zhěngxíngshù	상안검 성형술(upper blepharoplasty)
下睑整形术	xiàjiǎn zhěngxíngshù	하안검 성형술(lower blepharoplasty)
外眼角固定术	wàiyǎnjiǎo gùdìngshù	외안각 고정술(lat canthopexy)
眼袋祛除术	yǎndài qûchúshù	눈밑지방 제거술(lower eyelid transconjunctival fat removal)
眼下脂肪重置术	yǎnxià zhīfáng chóngzhìshù	눈밑지방 재배치술 (lower eyelid fat repositioning)
提眉术	tíméishù	눈썹 거상술(browpexy)
眼部修复手术	yǎnbù xiūfù shǒushù	눈 재수술(eye revision surgery)
娇媚术(卧蚕手术)	jiāoméishù (wòcán shǒushù)	애교살 수술 (love band procedure)
黑眼圈	hēiyǎnquān	다크서클(dark circles correction)

** 重睑术은 쌍꺼풀 수술(double eylid)의 전문용어입니다.

03 눈성형 키워드

> ≫≫ 아시아인의 "몽고주름" 亚洲人的"蒙古皱纹"

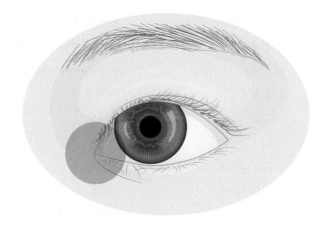

蒙古皱纹(mongolian eye fold)是又称为"内眦赘皮"(epicanthic fold), 在眼的内眼角处, 由上睑微微下伸, 遮掩泪阜而呈一小小皮褶。东方人大部分人有这种褶, 而西方人却无此褶。开内眼角手术是通过清除蒙古皱纹, 使眼睛看上去显得大而有神的眼部整形手术。

■■■■ 몽고주름은 "내안각췌피"라고도 부르는데 눈의 내안각 위치에 상안검에서 미세하게 밑으로 내려와 누구(Caruncula lacrimalis)를 덮는 작은 모양의 피부 주름입니다. 동양인들은 대부분 이 주름이 있으나 서양인들은 이 주름이 없습니다. 앞트임 수술은 몽고주름을 제거하여 눈이 크고 또렷하게 보이도록 해주는 눈성형 수술입니다.

≫ 단어와 상용어구

蒙古皱纹	měnggǔ zhòuwén	몽고주름(mongolian eye fold)
内眦赘皮	nèizì zhuìpí	내안각췌피(epicanthic fold)
微微	wēiwēi	약간, 조금
下伸	xiàshēn	밑으로 펼치다
遮掩	zhēyǎn	덮어 가리다
泪阜	lèifù	누구(caruncula lacrimalis)
皮褶	pízhě	피부 주름
却	què	반대로
此	cǐ	이
东方人	dōngfang rén	동양인
西方人	xīfāng rén	서양인
清除	qīngchú	완전히 없애다

≫ 눈을 뜨는 힘 "상안거근" 睁眼力量的源泉"上睑提肌"

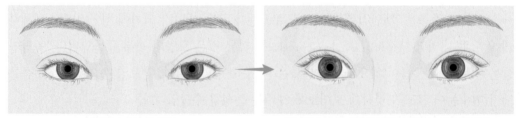

쌍꺼풀 수술만 한 경우　　　　쌍꺼풀 수술과 상안검 거근 조정을 동시에 한 경우

上睑提肌(Levator palpebrae superioris)的主要作用是提上睑睁开眼睛，上睑提肌收缩，睑板皮肤随之上提，形成上睑皱纹，即是双眼皮。如果上睑提肌有功能异常，可导致上睑下垂。

▪▪▪▪ 상안검거근의 주된 작용은 상안검을 들어올려 눈을 뜨게 하는 것입니다. 상안검거근을 수축하면 검판의 피부가 따라 올라가 상안검의 주름을 만드는데 이를 쌍꺼풀이라고 합니다. 상안검거근의 기능이 문제가 생기면 안검하수가 생기게 됩니다.

≫ 단어와 상용어구

睁开	zhēngkāi	눈을 뜨다
收缩	shōusuō	수축하다
随之	suízhī	그에 따라
导致	dǎozhì	초래하다

≫ 언제나 졸린 눈 "안검하수" 始终发困的眼睛"上睑下垂"

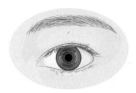 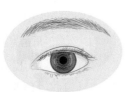 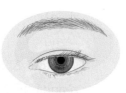 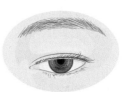

正常 정상   轻度下垂 경도의 하수   中度下垂 중등도의 하수   重度下垂 고도의 하수

上睑下垂是指由于上睑提肌功能减弱或丧失, 患者平视时上睑不能充分提起, 睑缘遮盖部分或全部瞳孔。患者需要借助额肌过度收缩和仰头姿势以增大视野。正常人的上睑缘位于角膜上缘与瞳孔上缘之间, 或上睑覆盖角膜上缘2mm。如果下垂1~2mm可以诊断为轻度下垂; 下垂3~4mm为中度下垂; 下垂超过4mm以上为重度下垂。先天性上睑下垂多数是由上睑提肌发育不全所致, 后天性上睑下垂是由外伤、神经病变、老化等原因所致。根据上睑下垂的严重度, 通过上睑提肌缩短术、额肌悬吊术等上睑下垂矫正术的方法可以矫正。

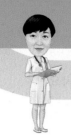

■■■■■ 안검하수는 상안검거근의 기능약화 혹은 기능상실이 원인으로 똑바로 전방을 바라볼 때 상안검을 충분히 뜨지 못하고 안검연이 동공의 일부 혹은 동공 전부를 덮는 증상입니다. 그래서 환자는 이마 근육을 과도하게 수축하거나 머리를 뒤로 드는 자세로 시야를 넓히게 됩니다. 정상인의 상안검연은 각막의 상연과 동공의 상연 사이에 위치하거나 상안검이 각막의 상연을 2mm 덮고 있습니다. 만약 1~2mm 하수된 경우 경도의 하수라고 진단할 수 있으며 3~4mm 하수되어 있으면 중등도 하수, 4mm 이상 하수되면 고도 하수라고 진단할 수 있습니다. 선천적인 안검하수는 대다수 상안검거근의 발육이 완전하지 않기 때문에 생기며 후천적인 안검하수는 외상, 신경병변, 노화 등의 이유로 생길 수 있습니다. 안검하수의 정도에 따라 상안검거근 단축술(shorting operation of levator palpebrae), 전두근 안검판 고정술(frontalis suspension) 등의 안검하수 교정술로 교정할 수 있습니다.

≫ 단어와 상용어구

提起	tíqǐ	뜨다
睑缘	jiǎnyuán	안검연
遮盖	zhēgài	가리다
借助	jièzhù	도움을 빌리다
仰头姿势	yǎngtóu zīshì	머리를 드는 자세
增大视野	zēngdà shìyě	시야를 넓히다
平视前方	píngshì qiánfāng	앞을 똑바로 보다
覆盖	fùgài	덮다
角膜	jiǎomó	각막
超过	chāoguò	초과하다
减弱	jiǎnruò	약해지다
额肌	éjī	전두근(이마근육)
眼球上转	yǎnqiú shàngzhuǎn	안구를 위를 돌리다
阻挡视线	zǔdǎng shìxiàn	시야를 가로막다

>>> 단어와 상용어구

发育不全	fāyù bùquán	발육부진
后天性	hòutiān xìng	후천적인
外伤	wàishāng	외상
上睑提肌缩短术	shàngjiǎn tíjī suōduǎnshù	상안검거근 단축술
额肌悬吊术	éjī xuándiàoshù	전두근 고정술

눈성형 묻고 답하기

>>> 有关眼整形的问答

问 眼整形后的水肿怎么处理比较好?

答 术后2~3天可以冷敷, 过了这个期间一直到2周之内, 热敷会对消肿有帮助。

问 什么时候可以戴隐形眼镜?

答 手术2周后可以戴隐形眼镜。

Q 눈성형 후 붓기 관리는 어떻게 하는 것이 좋은가요?

A 수술 후 2~3일 동안은 냉찜질을 하며 그 기간이 지나 2주 정도까지는 온찜질을 하는 것이 붓기 제거에 좋습니다.

Q 콘텍트 렌즈는 언제부터 착용이 가능한가요?

A 수술 후 2주 뒤부터 착용 가능합니다.

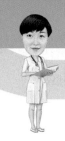
>>> 단어와 상용어구

冷敷	lěngfū	냉찜질
热敷	rèfū	온찜질
戴隐形眼镜	dài yǐnxíng yǎnjìng	콘텍트 렌즈를 끼다

问 术后手术部位的发红现象什么时候消失?

答 手术部位的发红现象是正常的皮肤反应, 可能会持续1~3个月, 随后会逐渐自行消失。

问 什么时候可以开始洗脸?

答 根据手术不同会有差异, 一般在术后5~7天拆线以后就可以洗脸了。

Q 수술 후 수술 부위의 붉은 기는 언제 사라지나요?

A 수술 부위의 붉은 기는 정상적인 피부 반응이며, 1~3개월 정도 지속될 수 있으나 곧 점차 없어집니다.

Q 세안은 언제부터 가능한가요?

A 수술에 따라 차이는 있으나 수술 후 5~7일 정도에 실밥을 제거한 뒤에는 가능합니다.

>>> 단어와 상용어구

发红	fāhóng	붉어지다
消失	xiāoshī	사라지다
持续	chíxù	지속하다
逐渐	zhújiàn	점차 점점
随后	suíhòu	곧

问 术后恢复时间需要多久?

答 术后2~3天肿胀最为明显, 1~2周左右会消肿70%。1个月以上就会自然了。

问 用埋线法做双眼皮手术会掉线吗?

答 不是绝对的, 相对于切开法来说, 只是掉线的机率会高一点, 切开法也有掉线的可能。所以根据患者眼睛状态, 选择合适的手术方法是非常重要的。

Q 수술 후 회복 기간은 얼마나 걸리나요?

A 수술 후 2~3일에 붓기가 가장 심하고 1~2주 정도에 붓기가 70% 정도 사라집니다. 1개월 이상 경과되면 자연스러워집니다.

Q 매몰법으로 수술하면 쌍꺼풀이 풀리나요?

A 반드시 그렇지는 않습니다. 절개법에 비해 상대적으로 확률이 높을 뿐 절개법도 풀리는 경우가 있습니다. 환자의 눈상태에 알맞은 수술법을 선택하는 것이 중요합니다.

≫≫ 단어와 상용어구

| 掉线 | diàoxiàn | (쌍꺼풀이) 풀리다, 접속이 끊기다 |
| 机率 | jīlǜ | 확률 |

问 开内眼角手术后有没有可能蒙古皱纹重新长出来?

答 已经开过的蒙古皱纹不会长出来的。

问 非切开式眼型矫正和切开式眼型矫正当中哪个更好?

答 不能说哪个更好。严重的眼睑下垂是建议选择切开方式, 而轻度的眼睑下垂建议优先选择非切开的方式。

问 只有一侧眼睛有双眼皮的话, 能不能把另外一侧的单眼皮做双眼皮?

答 可以的。

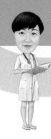
Q 앞트임 후 몽고주름이 다시 생기나요?

A 앞트임으로 제거된 몽고주름은 다시 생기 않습니다.

Q 비절개식 눈매 교정술과 절개식 눈매 교정술은 무엇이 더 좋을까요?

A 무엇이 좋다고 할 수는 없습니다. 안검하수가 심한 경우라면 절개를 하는 것이 좋으며 경미한 하수인 경우 비절개를 선택하는 것이 좋습니다.

Q 한쪽 눈만 쌍꺼풀이 있는 경우 쌍꺼풀 수술을 한쪽만 할 수 있나요?

A 네. 가능합니다.

≫ 단어와 상용어구

重新长出来	chóngxīn zhǎngchūlái	다시 생기다, 다시 자라나다
优先选择	yōuxiān xuǎnzé	우선 선택하다
单眼皮	dānyǎnpí	홑으로 된 눈꺼풀, 외꺼풀

 눈성형 전 꼭 말해줘야 하는

≫ 수술 후 주의사항 术后注意事项

- 请慎重服用可以引起出血的阿司匹林或者激素类的药物。
- 从手术当天开始至术后2~3天，请随时冰敷手术部位。

- 출혈을 일으킬 수 있는 아스피린이나 호르몬 제재는 신중하게 복용해 주세요.
- 수술 당일부터 2~3일 후까지 수술 부위에 얼음 찜질을 수시로 해주세요.

>> 단어와 상용어구

激素	jīsù	호르몬
触摸	chùmō	접촉하다, 닿다
随时	suíshí	수시로
冰敷	bīngfū	얼음 찜질

● 用棉棒蘸少量软膏在缝线部位上涂抹, 每天涂抹1~2次。

● 请不要用手触摸或者刺激手术部位。尽量坐着, 平躺时请枕较高的枕头。

● 소량의 연고를 면봉을 이용하여 실밥 부위에 1일 1~2회 바르세요.

● 수술 부위를 손으로 만지거나 자극을 주지 마세요. 최대한 앉아 계시고 누워 계실 때는 베개를 높게 해주세요.

>> 단어와 상용어구

棉棒	miánbàng	면봉
蘸	zhàn	찍다, 묻히다
缝线部位	féngxiàn bùwèi	봉합 부위
平躺	píngtǎng	반듯이 눕다
枕头	zhěntou	베개

● 手术3天后疼痛开始逐渐减轻。

● 一般在拆线后第2天就可以洗脸, 洗澡。拆线之前, 尽量不要低头或者洗头发。

● 수술 후 통증은 3일 후부터 줄어들기 시작합니다.

● 세안과 샤워는 보통 실밥제거 그 다음 날부터 가능합니다. 실밥제거 전까지 가능한 고개를 밑으로 숙이거나 샴푸하지 마세요.

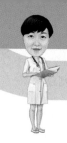
≫ 단어와 상용어구

低头	dītóu	머리를 숙이다

- 睡觉时将上半身适当垫高会舒服一些。
- 术后3周开始可以做轻微的运动, 1个月后可以游泳, 高尔夫等剧烈的运动。

- 취침시 상체를 높이고 주무시면 좀 더 편하게 주무실 수 있습니다.
- 수술 3주 후부터 가벼운 운동이 가능하며 수영, 골프 등 과격한 운동은 한달 이후부터 하실 수 있습니다.

≫ 단어와 상용어구

垫高	diàngāo	받쳐서 높게 하다

- 术后三周可以汗蒸或者桑拿。
- 饮酒、吸烟不利于术后伤口恢复, 至少禁止3周左右。

- 한증막 혹은 사우나 이용은 수술 3주 이후에 할 수 있습니다.
- 음주나 흡연은 수술 후 상처 회복에 지장을 줄 수 있으므로, 최소 3주 정도는 금하셔야 합니다.

≫ 단어와 상용어구

汗蒸	hánzhēng	한증막
桑拿	sāngná	사우나
不利于	búlì yú	~에 불리하다, 지장을 주다

당신에게만 공개하는 닥터 정의 현장 메모

최근 눈매 교정술이라는 수술이 유행하고 있는데 눈매 교정술은 안검하수 교정술과 같은 개념으로 볼수 있습니다. 하지만 눈매 교정술은 미용적인 시각에서 안검하수 교정술을 부르는 명칭으로 경미한 안검하수 혹은 안검하수가 없는 경우에도 시행할 수 있습니다. 눈매를 크고 시원하게 만들기 위해 상안검거근을 조절하여 크고 아름다운 눈을 만들어 주는 수술입니다.

≫ 눈매 교정술이란? 眼型矫正术是什么?

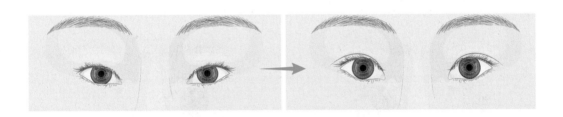

眼型矫正术是包含于上睑下垂矫正术的一种手术方法, 而不是专门医学用词。应用上睑下垂矫正术进行双眼皮手术的同时, 缩短上睑提肌而露出更多的黑眼珠做出大而有神的眼睛。以美学的角度来看, 眼型不漂亮而且有轻微的上睑下垂, 或者无上睑下垂的情况下为了追求更美丽的眼型, 而调整上睑提肌的手术叫眼型矫正术。最近眼型矫正术和上睑下垂矫正术常被混为一谈。

■■■■ 눈매교정술은 안검하수 교정술의 일종으로 전문 의학용어는 아닙니다. 안검하수 교정술을 응용하여 쌍꺼풀 수술을 하면서 동시에 상안검거근을 줄여주어 검은 눈동자를 더 많이 노출시킴으로써 크고 또렷한 눈을 만들어 주는 수술을 말합니다. 미적인 측면에서 눈매가 예쁘지 않으며 경미한 안검하수 증상이 있거나 혹은 안검하수 증상이 없을지라도 더 크고 아름다운 눈을 만들기 위해 상안검거근을 조정하는 수술을 눈매 교정술이라고 합니다. 최근 눈매 교정술과 안검하수 교정술은 같은 개념으로 이해되고 있습니다.

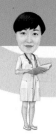
≫ 단어와 상용어구

缩短	suōduǎn	축소하다
大而有神	dà ér yǒushén	크고 또렷한
美学的角度来看	měixué de jiǎodùláikān	미학적 관점에서 보면
混为一谈	hùnwéi yìtán	동일시하다

≫ 눈매 교정술과 쌍꺼풀 수술의 차이 眼型矫正术和双眼皮手术的不同点

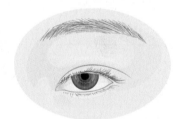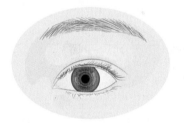

虽然有上睑下垂, 只做双眼皮的眼睛与做眼型矫正术的眼睛
안검하수 증상이 있음에도 쌍꺼풀 수술만 한경우와 눈매 교정술을 한 경우의 눈

双眼皮手术只是把上睑的皮肤和上睑提肌缝合粘连在一起的手术, 而眼型矫正术是一般使用于轻微的上睑下垂, 是能让上睑提肌长度折叠变短, 睁开眼睛的时候暴露更多的黑眼珠, 使眼睛看起来更大、更清澈的手术。所以患者有轻微的上睑下垂症状, 如果只做双眼皮手术的话眼睛仍然有下垂的症状还是显得发困, 而且不能做出大而清爽的眼睛。

■■■■■ 쌍꺼풀 수술은 단순히 눈꺼풀의 피부와 상안검거근을 봉합하여 유착시켜주는 원리의 수술이고, 눈매 교정술은 비교적 경미한 안검하수에 적용되며 상안검거근의 근육 길이를 줄여주어 수술 후 눈을 뜰 때 검은 눈동자가 더 많이 노출되므로 눈이 크고 또렷해

지는 수술입니다. 그래서 만약 경미한 안검하수가 있는 경우인데도 쌍꺼풀 수술만 하게 되면 남아 있는 눈의 하수 증상으로 인해 여전히 졸려 보이므로 크고 시원한 눈을 만들 수 없습니다.

≫ 단어와 상용어구

长度	chángdù	길이
折叠	zhédié	접다
黑眼珠	hēiyǎnzhū	검은 눈동자
清澈	qīngchè	투명하고 맑다, 또렷하다, 시원하다
仍然	réngrán	여전히

≫ 크고 시원한 눈을 만드는 눈성형 종류 打造大而清澈眼睛的手术方案

쌍꺼풀 수술이 진화하고 있습니다. 시원하고 큰 눈매를 위한 한국 눈성형 기술은 거의 눈매를 조각하는 단계에 이르렀다고 해도 과언이 아닙니다. 일명 단추구멍이라고 하는 눈을 정말 크고 시원한 눈으로 만드는 눈성형 종류에 대해 이야기해 보겠습니다.

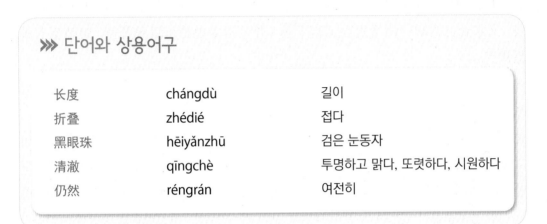

眼型矫正术 눈매 교정술

开内眼角 앞트임

开外眼角 뒤트임

开下眼角 밑트임

수술 전

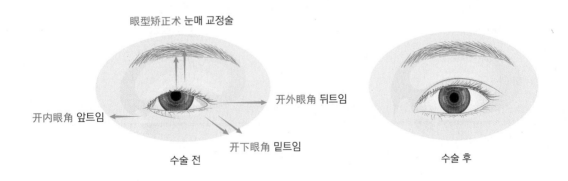

수술 후

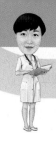
● 开眼角手术

开眼角手术是用于矫正小眼症, 通常包括开内眼角和开外眼角手术。它是通过手术方式, 分别对内、外侧眼角进行矫正放大, 以祛除内眦赘皮、延长眼裂水平长度, 来达到放大眼睛的效果。先天性小眼症由于既有睑裂狭小、严重的内眦赘皮, 又常合并内眦间距增宽和上睑下垂。开眼角术视野可以更开阔, 眼睛更有神更漂亮。

● 눈트임 수술

눈트임 수술은 작은 눈을 교정하는 방법으로 일반적으로 앞트임과 뒷트임 수술을 포함합니다. 이는 수술을 통해 내안각과 외안각을 확대 교정하는 방법으로 몽고주름을 제거하고 안검교련의 수평길이를 연장하여 눈을 크게 만듭니다. 선천적인 작은 눈은 안검열 폭이 좁고 심한 몽고주름이 있으며 또 흔히 내안각 간의 거리가 멀고 안검하수를 동반하는 경우가 많습니다. 눈트임 수술은 시야를 더 넓게 해주며 눈을 또렷하고 아름답게 만들어 줍니다.

≫ 단어와 상용어구

小眼症	xiǎoyǎnzhēng	작은 눈
放大	fàngdà	크게하다
延长	yáncháng	연장하다
眼裂	yǎnliè	안검열
水平长度	shuǐpíng chángdù	수평길이
狭小	xiáxiǎo	좁고 작다
内眦间距	nèizì jiānjù	내안각 간격
视野	shìyě	시야
开阔	kāikuò	넓다

● 眼型矫正术和开下眼角手术

开内外眼角手术是延长眼裂水平长度，来达到放大眼睛效果的话，眼型矫正术和开下眼角手术就是延长垂直长度的手术。开下眼角手术是经结膜把下睑外侧睑缘往下移白眼珠露出多一点而做出清爽眼睛的手术。

● 눈매 교정술과 밑트임

앞뒤트임의 수술이 안검열의 수평 길이를 연장하여 눈을 크게 하는 효과를 내는 수술이라면 눈매 교정술과 밑트임은 눈의 수직 길이를 연장해 주는 수술이라고 할 수 있습니다. 밑트임은 결막을 통해 하안검 외측검연을 내려 주어 흰자위의 노출을 더하여 시원한 눈을 만드는 수술입니다.

≫ 단어와 상용어구

垂直长度	chuízhí chángdù	수직길이
结膜	jiémó	결막
睑缘	jiǎnyuán	검연
白眼珠	báiyǎnzhū	흰자위

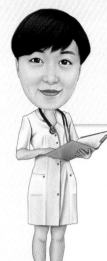

연습 문제

01. 해부도 상의 A~G 부위의 중국어 명칭을 순서대로 기입해 주세요.

A (   )　　　B (   )　　　C (   )　　　D (   )

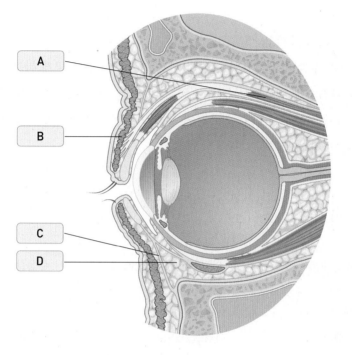

E (   )　　　F (   )　　　G (   )

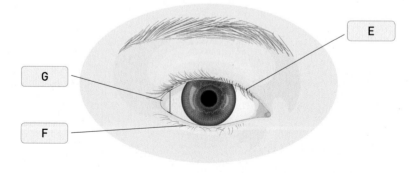

한국어 단어에 상응하는 중국어 단어를 쓰세요.

02. 쌍꺼풀 매몰법 수술 (   )

03. 앞트임 수술   (   )

04. 안검하수 교정술   (   )

05. 하안검 성형술   (   )

06. 눈밑지방 제거술   (   )

07. 다크서클   (   )

한국어 단어에 상응하는 중국어 단어를 선택하세요.

08. 유착하다
    ① 粘连   ② 贴开   ③ 粘住   ④ 切开

09. 콘텍트 렌즈를 끼다
    ① 摘隐形眼镜   ② 戴隐形眼镜   ③ 戴框架眼镜   ④ 摘框架眼镜

10. 투명하고 맑다, 또렷하다, 시원하다
    ① 清明   ② 清除   ③ 清澈   ④ 清洁

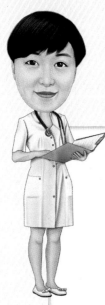

연습 문제

11. 내안각 간격

① 外眦间间距　　② 内眦间变宽　　③ 内眦间变窄　　④ 内眦间间距

12. 몽고주름

① 内眦赘皮　　② 蒙古皱纹　　③ 内眦皮肤　　④ 蒙古下垂

13. 쌍꺼풀 수술

① 皱纹手术　　② 颧骨手术　　③ 双眼皮手术　　④ 重睑术

14. 애교살 수술

① 卧蚕手术　　② 娇媚术　　③ 撒娇手术　　④ 可爱手术

15. 접어서 짧게 하다

① 变短　　② 折叠　　③ 折叠变短　　④ 叠缩短

16. 아웃폴드 쌍꺼풀

① 内双　　② 内外双　　③ 外双　　④ 重睑

정답 | 01. A (上睑提肌) B (眼轮匝肌) C (眶隔) D (眶脂) E (上睑) F (下睑) G (外眦)

02. (埋线法重睑术)　03. (开内眼角手术)　04. (上睑下垂矫正术)　05. (下睑整形术)

06. (眼袋祛除术)　07. (黑眼圈)　08. ①　09. ②　10. ③　11. ④　12. ①②　13. ③④

14. ①②　15. ③　16. ③

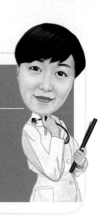

닥터 정과 함께하는 퍼펙트 의료중국어

나이가 드니 눈꺼풀도 처지네요 _ 눈성형
"年纪大了就眼皮都下垂了"

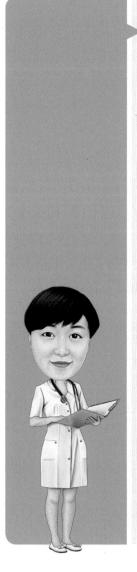

고령화 사회로 접어들면서 연세드신 분들의 회춘을 위한 눈성형 열풍이 일고 있듯이 중국 또한 40대 이상 중국 여성들의 안티에 이징 수술이 꾸준히 늘고 있습니다. 그 중 가장 대표적인 안면부 수술이 상안검 성형술, 하안검 성형술, 눈썹 거상술, 안면 거상술입니다. 상안검 성형술의 경우 눈꺼풀이 처져 속눈썹이 안구를 찌르거나 시야를 가리는 경우 수술을 결심하는 경우도 있으나 최근에는 기능적 문제 보다는 미용적으로 젊은 시절의 또렷한 눈매를 갖고 싶어서 수술을 선택하는 경우도 많습니다. 하안검 성형술은 노화로 인해 아랫눈꺼풀이 처지고 지방 주머니가 불룩하여 주름이 심하게 잡히는 경우 선택하는 수술입니다.

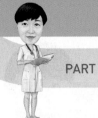

01 닥터 정이 상담해 드립니다!

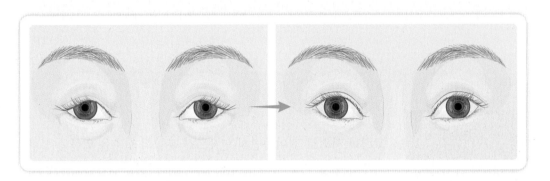

≫ 상안검과 하안검 성형술 上睑和下睑整形术

◉ 患　者：上睑皮肤下垂了，睫毛刺到眼球，而且视野也变窄了。最近更加严重了，心里很难过，听说除了双眼皮手术以外，还有一种"回春"的手术，那是什么呀？

　　郑医生：是的，目前韩国不但年轻人来整形外科，而且年纪大的人也会来整形外科做手术的。大部分是因为老化引起的上睑下垂和眼袋而来就诊的。

◉ 患　者：对啦！我就是那个原因来韩国的！

　　郑医生：好！那，您平视前方，然后闭上眼睛再睁开一下吧。

◉ 患　者：(动作)

　　郑医生：再往上看一下。

◉ 患　者：(动作)

　　郑医生：再给您检测一下上下眼睑的松弛度。您很自然的姿态看前方。(用手指检测上下眼皮的松弛度和紧张度)

患　者：(动作)

郑医生：因为老化的原因，您睁眼睛的肌肉功能下降了，自然比以前的上眼皮
多遮盖黑眼珠，因此您的视野变窄了，睫毛也会刺到眼球。再加上下眼
皮和脂肪也松弛下垂了，更加重了眼睛的衰老。所以建议做上睑整形
术和下睑整形术。

患　者：做那个手术会年轻吗？

郑医生：是的。上眼皮是切开的方式祛除下垂的皮肤和多余的脂肪，还要缩短
上睑提肌，下眼皮是祛除眼袋和松弛多余的皮肤，那样肯定会年轻的。

患　者：啊，是的！会不会留疤？

郑医生：上睑整形术的切开部位是在你原来的双眼皮线上，所以几乎不会留明
显可见的瘢痕，还有下睑整形术的切开也是下眼睫毛线正下方，所以
术后不久痕迹也基本都会消失。

患　者：好，知道了。我真的很希望术后能拥有非常自然的眼睛，拜托医生了。

환　자：눈꺼풀이 처져서 눈썹이 눈을 찌르고 시야가 좁아지는 느낌이 있어요. 최근
에 심해져서 너무 우울해요. 쌍꺼풀 수술 말고 젊어지는 수술이 있다고 하던
데 무엇인가요?

닥터 정：네. 한국에서는 젊은 분들 뿐 아니라 연세드신 분들도 성형외과를 많이 찾아
오세요. 대부분 노화로 인해 처진 윗눈꺼풀과 눈밑지방 때문이지요.

환　자：맞아요! 제가 바로 그 문제 때문에 한국에 왔어요!

닥터 정：자! 정면을 보시고 자연스럽게 눈을 감았다 떠보세요.

환　자：(동작)

닥터 정：다시 눈을 치켜 떠보세요.

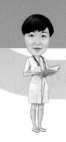
● 환　자 : (동작)

닥터 정 : 위아래 눈꺼풀의 탄력도를 검사할게요. 자연스런 자세로 전방을 주시해 주세요.(손으로 탄력도와 긴장도 검사함)

● 환　자 : (동작)

닥터 정 : 노화로 인해 눈을 뜨는 근육인 상안검거근의 기능이 저하되어 눈꺼풀이 안구를 많이 덮고 있습니다. 그로 인해 시야가 좁아지고 속눈썹이 안구를 찌르게 됩니다. 게다가 위아래 눈꺼풀 피부와 지방이 늘어져 있어 눈가가 더 늙어 보입니다. 상안검 성형술과 하안검 성형술을 권해드립니다.

● 환　자 : 그 수술을 하면 젊어져 보일까요?

닥터 정 : 네. 그렇습니다. 윗눈꺼풀은 절개법으로 늘어진 피부와 지방을 제거하고 상안검거근을 조금 줄여줄 것이고 아랫눈꺼풀은 눈밑의 지방과 늘어진 눈꺼풀을 제거하면 젊어져 보일거예요.

● 환　자 : 아 그렇군요! 흉터가 남거나 하지 않나요?

닥터 정 : 상안검 성형술은 원래 가지고 계신 쌍꺼풀 라인을 따라 하기 때문에 흉터가 남지 않고요. 하안검 성형술은 속눈썹 라인 바로 밑을 절개하니까 얼마 지나면 흉터는 사라집니다.

● 환　자 : 네. 잘 알겠습니다. 저는 수술 후에도 정말 자연스러운 눈을 갖고 싶어요. 수술 잘 부탁드려요.

≫≫ 단어와 상용어구

回春	huíchūn	회춘하다
刺	cì	자극하다, 찌르다
视野变窄	shìyě biànzhǎi	시야가 좁아지다
就诊	jiùzhěn	진찰받다
再加	zàijiā	게다가
明显可见	míngxiǎn kějiàn	선명하게 보이는
痕迹	hénjì	흔적

02 기본을 다져야

≫ 아름다운 눈의 조건 美丽眼睛的条件

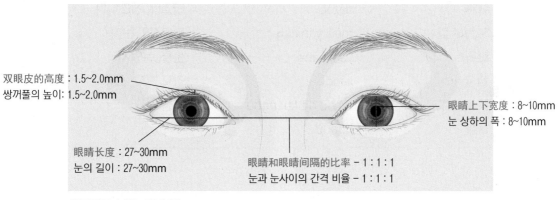

双眼皮的高度 : 1.5~2.0mm
쌍꺼풀의 높이: 1.5~2.0mm

眼睛上下宽度 : 8~10mm
눈 상하의 폭 : 8~10mm

眼睛长度 : 27~30mm
눈의 길이 : 27~30mm

眼睛和眼睛间隔的比率 - 1 : 1 : 1
눈과 눈사이의 간격 비율 - 1 : 1 : 1

*절대적인 수치는 아닙니다.

以前提起眼部整形的话, 首先想起来的是双眼皮的样子, 但是目前首先考虑眼型。眼型即眼睛的外观样貌, 给人美丽的感觉。双眼皮手术就是为了打造魅力眼型而做的眼部手术当中之一。决定美丽眼型的因素有很多, 但是其中专家重视的是瞳孔的露出大小, 眼眶的大小, 眼睛的角度, 眼睛突出的程度, 眼皮的厚度等。

▪▪▪▪▪ 기존에 눈성형을 이야기하면 쌍꺼풀의 모양을 먼저 떠올렸지만 지금은 눈매를 먼저 생각합니다. 눈매는 눈의 모양이 가진 아름다운 느낌이라고 말할 수 있습니다. 쌍꺼풀 또한 아름다운 눈매를 위한 수술 중 하나라고 할 수 있습니다. 아름다운 눈매를 결정하는 요소는 여러 가지가 있을 수 있으나 그 중 전문가들이 중점적으로 보는 요소는 눈동자의 노출크기, 눈틀의 크기, 눈의 각도, 눈동자의 돌출 정도, 눈꺼풀의 두께 등입니다.

187

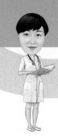
≫ 단어와 상용어구

提起	tíqǐ	언급하다
眼型	yǎnxíng	눈매
外观样貌	wàiguān yàngmào	외관의 모양
打造	dǎzào	만들다, 창조하다
魅力眼型	mèilì yǎnxíng	매력적인 눈매
眼眶	yǎnkuàng	눈틀, 눈언저리
角度	jiǎodù	각도
突出的程度	tūchū de chéngdù	돌출 정도
厚度	hòudù	두께

≫ 한중 쌍꺼풀 라인의 분류법 韩中双眼皮线的分类法

한국

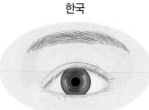

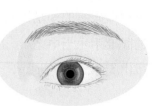

内双 인폴드   外双 아웃폴드   内外双 인아웃폴드

중국

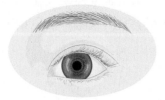

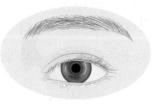

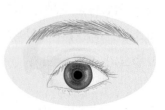

开扇型 개선형   平行型 평행형   月牙型 초승달형

双眼皮线是根据他的外形可以分为内双和外双, 内外双。内双是指从蒙古皱纹里开始双眼皮的, 外双是从蒙古皱纹上面开始双眼皮的。内外双是内双和外双的中间的形态。在中国一般分为平行型, 开扇型, 月牙型三类, 常用的是平行型与开扇型两类。开扇型就类似于韩国的内双, 平行型类似于韩国的外双。

■■■■■ 쌍꺼풀은 그 외형에 따라 인폴드와 아웃폴드, 인아웃폴드로 구분할 수 있습니다. 인폴드는 몽고주름 안쪽에서부터 쌍꺼풀이 시작되는 경우이며 아웃폴드는 몽고주름 위쪽에서 쌍꺼풀이 시작되는 경우입니다. 인아웃 폴드는 그 중간 형태입니다. 중국에서는 평행형과 개선형, 초승달형 3종류로 분류하는데 자주 쓰이는 형태는 평행형과 개선형 두 종류입니다. 개선형은 한국의 인폴드 쌍꺼풀과 유사하고 평행형은 아웃폴드와 유사합니다.

≫ 단어와 상용어구

内双	nèishuāng	인폴드(in fold) 쌍꺼풀
外双	wàishuāng	아웃폴드(out fold) 쌍꺼풀
内外双	nèiwàishuāng	인아웃폴드(inout fold) 쌍꺼풀
平行型	píngxíngxíng	평행형
开扇型	kāishānxíng	개선형
月牙型	yuèyáxíng	초승달형

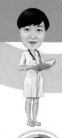

03 눈성형 키워드

>> 상안검 성형술 **上睑整形术**

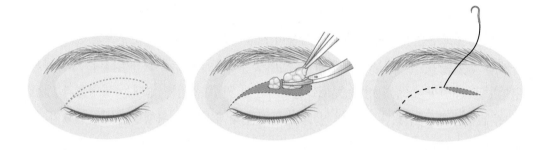

随着年龄的增加，上睑上会发生皮肤松弛下垂、皱纹、脂肪膨出、外眦下垂等老化现象。由于这些症状视野也被挡阻，下垂的上睑下压睫毛会导致经常流眼泪。根据患者的具体情况，切除多余的松弛皮肤和脂肪，同时切除松弛的肌肉，缝合上睑提肌，通过上睑整形术可以解决上眼睑的皱纹等问题。

▪▪▪▪▪ 나이가 들어가면서 상안검에 피부 처짐, 주름, 지방 돌출, 외측 안검교련 하수 등의 노화현상이 나타나게 됩니다. 이러한 증상들로 인해 시야가 가려지고 하수된 상안검이 눈썹을 찔러 눈물이 흐르게 됩니다. 환자의 구체적인 상황에 따라 늘어진 피부와 지방을 제거하는 동시에 근육을 제거한 후 상안검거근에 봉합하여 줍니다. 상안검 성형술을 통해 상안검의 주름 등의 문제를 해결할 수 있습니다.

>> 단어와 상용어구

流眼泪	liúyǎnlèi	눈물이 흐르다
脂肪膨出	zhīfáng péngchū	지방이 부풀어 나오다
外眦下垂	wàizì xiàchuí	외측 안검교련 하수

≫ 하안검 성형술 下瞼整形术

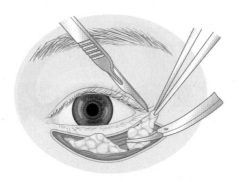

由于下瞼皮肤、眼轮匝肌、眶隔等结构薄弱、松弛及张力减退，因而在下瞼出现下瞼皮肤松弛、眶隔内脂肪脱出呈袋状等症状。下瞼整形术是切开下睫毛正下方祛除疝出的脂肪，重新配置不平的下瞼脂肪，并且切除松弛下垂的皮肤而解决下瞼所有问题的手术。

▬▬▬ 하안검의 피부, 안륜근, 안와격막 등의 구조 약화와 탄력 및 장력의 감소로 인해 하안검의 피부가 늘어지고 안와격막 내의 지방이 주머니 모양으로 튀어 나오는 증상들이 나타나게 됩니다. 하안검 성형술은 속눈썹 바로 밑 피부를 절개하여 하안검의 튀어나온 지방을 없애주고, 골이 진 부분에 지방을 재배치시켜주며 눈 밑의 늘어진 피부를 제거하여 하안검의 문제를 해결하는 수술입니다.

≫ 단어와 상용어구

结构薄弱	jiégòu bóruò	구조가 약해지다
张力减退	zhānglì jiǎntuì	장력이 감소하다
呈袋状	chéng dàizhuàng	주머니 모양을 하다
疝	shàn	탈출되다, 헤르니아, 탈장되다
重新配置	chóngxīn pèizhì	재배치하다

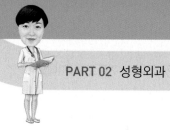
≫ 다크서클 黑眼圈

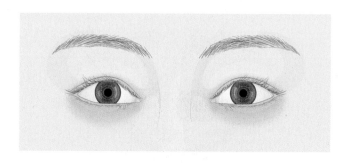

在下睑上长出来的黑黑的阴影统称为黑眼圈。有的人从小就有，有的人成年后出现。形成的原因也不是一两种，大体可分为4~5种原因出现的。1. 下睑内包着脂肪的膜(眶隔)松弛后脂肪(眶脂)凸出来形成阴影的情况；2. 老化的原因眼下流失脂肪而形成半圆形的凹凸曲线的情况；3. 皮肤下面的肌肉和血管的颜色映出来显得黑青的情况；4. 皮肤本身有黑色素的情况等。其中眼袋脂肪引起的黑眼圈是通过切开内侧粘膜祛除脂肪而解决的，还有眼下有半圆形凹凸的黑眼圈是祛除凸出来的脂肪，再重新分配或者填充自体微粒脂肪。

▬▬■▬ 눈밑에 생기는 어두운 그림자를 다크서클이라고 합니다. 어릴 때부터 다크서클이 있는 경우도 있고 나이가 들어 생기는 경우도 있습니다. 생기는 원인도 여러 가지 인데 크게 4~5가지로 나뉘어 집니다. 1. 아랫눈꺼풀 내의 지방을 싸고 있는 막(안와격막)이 탄력이 떨어져 지방(안와지방)이 튀어나와 그늘이 생기는 경우; 2. 나이가 들면서 눈밑의 지방이 유실되어 반원형 굴곡이 생긴 경우; 3. 피부 아래의 근육과 혈관이 비추어져 검푸르게 보이는 경우; 4. 피부 자체에 색소가 생기는 경우입니다. 이 네 가지 중 눈밑지방 때문에 다크서클이 생기는 경우 내측 결막을 절개하여 지방을 제거하며 눈 밑의 반원형 굴곡으로 인한 다크서클은 불룩한 부분의 지방을 제거하고 재배치하거나 미세 지방이식으로 다크서클을 치료합니다.

≫ 단어와 상용어구

阴影	yīnyǐng	그림자
曲线	qūxiàn	라인, 곡선
显得黑青	xiǎn de hēiqīng	검푸르게 보이다
微粒脂肪	wēilì zhīfáng	미세지방
重新分配	chóngxīn fēnpèi	재배치하다

 04 눈성형 묻고 답하기

≫ 有关眼整形的问答

问 眼型矫正术和上睑下垂矫正术不做双眼皮手术能做到吗?

答 可以。因为这两种手术的共同的目标是调整上睑提肌，虽然可以单独做，但是有个别情况上睑上有可能留下瘢痕，因此通常都与双眼皮手术同时做。

问 糖尿病患者不能做手术吗?

答 不一定。如果有糖尿病的话需要做术前检查 根据检查结果医生判断能否手术。

Q 눈매 교정술과 안검하수 교정술을 쌍꺼풀 수술 없이 할 수 없나요?

A 가능합니다. 두 종류 수술 모두 목적은 상안검거근을 조절하는 수술이기 때문에 단독 수술이 가능합니다. 하지만 경우에 따라 눈꺼풀에 흉터가 남을 수 있기에 일반적으로 쌍꺼풀을 함께 만들어 줍니다.

Q 당뇨병 환자는 수술을 할 수 없나요?

A 꼭 그렇지는 않습니다. 당뇨병이 있다면 수술 전에 검사를 해야 합니다. 검사 결과를 근거로 의사가 수술 여부를 결정합니다.

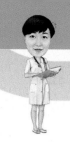

》 단어와 상용어구

共同目标	gòngtóng mùbiāo	공통목표
调整	tiáozhěng	조정하다
糖尿病	tángniàobìng	당뇨병
判断能否手术	pànduàn néngfǒu shǒushù	수술 가능 여부를 판단하다

问 眼部修复手术什么时候适合做?

答 一般在术后6个月看恢复的状态决定修复手术的时间。

问 术后什么时候可以开始化妆?

答 拆线第2天可以做简单的化妆, 但是应尽量避免强烈的刺激。

Q 눈 재수술은 언제 하는 것이 좋은가요?

A 일반적으로 6개월 후 수술 상태를 보고 재수술을 결정합니다.

Q 수술 후 메이크업은 언제부터 가능한가요?

A 실밥을 제거한 다음 날부터 간단한 메이크업은 가능하지만 가능한 심한 자극은 피해야 합니다.

》 단어와 상용어구

简单的化妆	jiǎndān de huàzhuāng	간단한 메이크업

问 术后在手术部位冰敷的原因是什么?

答 术后2~3天是水肿的高峰期, 冰敷可以收缩血管减轻水肿。

问 提眉术是什么?

答 是通过切除眉上或眉下的皮肤, 上提眉毛或上睑皮肤, 改善上睑皮肤松弛和去除上睑皱纹的手术。

Q 수술 후 냉찜질을 하는 이유는 무엇인가요?

A 수술 후 가장 많이 붓는 시기인 2~3일에 냉찜질을 하게 되면 혈관이 수축되어 부종을 경감시킬 수 있습니다.

Q 눈썹 거상술은 무엇인가요?

A 눈썹의 위 혹은 아래의 피부 절개를 통해 눈썹 혹은 상안검의 피부를 올려주어 상안검 피부 늘어짐과 주름을 개선하는 수술입니다.

≫ 단어와 상용어구

高峰期	gāofēngqī	절정기
收缩血管	shōusuō xuèguǎn	혈관을 수축하다

 수술실 필수 중국어

≫ 手术室里常用的中国话

● 请躺在这个手术台上。
  수술 침대에 누워 주세요.

● 请再往上一点!
  조금 더 위로 누워 주세요!

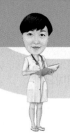

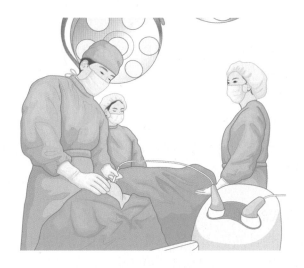

● 为了您的安全, 将您的手腕和脚腕, 腰部绑在手术台上。

환자 분의 안전을 위해서 손목과 발목, 허리 부분을 침대에 고정하겠습니다.

● 要给您打针了, 会有一点疼。

주사를 놓겠습니다. 조금 통증이 있습니다.

● 请握拳, 好的, 现在手可以松开了!

손 주먹을 꼭 쥐어 주세요. 네. 됐습니다. 이제 펴주세요!

● 药水开始输进去了, 手臂有没有麻木感或其他不舒服?

약물이 주입되고 있습니다. 팔이 저리거나 불편하지 않으세요?

● 在手术部位给你消毒, 有点凉。

소독을 하겠습니다. 조금 차갑습니다.

● 请睁开眼睛。

눈을 떠보세요.

● 请闭上眼睛。

눈을 감아보세요.

● 请尽量张大您的嘴。

입을 최대한 벌려 보세요.

● 眼部放松一下。

눈에 힘 빼세요.

● 请不要用鼻呼吸,要用嘴呼吸。

코로 호흡하지 마시고 입으로 호흡하세요.

● 您可以把液体咽下去。

액체는 목으로 삼키셔도 됩니다.

● 请不要太紧张。

너무 긴장하지 마세요.

● 手术中不要动脚。

수술 중에 다리 움직이지 마세요.

● 手术顺利结束了, 请起床我陪您回恢复室。

수술 잘 끝났습니다. 일어나시면 제가 회복실로 안내해 드리겠습니다.

● 给您一个冰袋和几块纱布, 您带回家使用。

여기 아이스팩과 거즈가 있습니다. 귀가하셔서 사용하십시오.

● 给您解释一下使用方法。冰袋不要直接接触到皮肤, 先垫一块纱布, 然后再放冰
袋敷大约10~15分钟。

사용법을 알려 드리겠습니다. 아이스팩이 직접 피부에 닿지 않게 거즈를 눈에 올려 놓으
시고 10~15분 정도 아이스팩을 올려 놓으세요.

● 按时服用处方药, 在手术部位每天涂抹软膏3－4次。

처방해 드린 약은 시간에 맞춰 복용하시고 연고는 수술 부위에 하루 3~4회 발라 주세요.

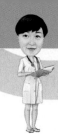
● 明天再来医院，护士给您换药。

내일 다시 내원하시면 간호사가 드레싱 해드릴 것입니다.

>>> 단어와 상용어구

手术台	shǒushùtái	수술대
往上来	wǎng shànglái	위로 올라오다
手腕	shǒuwàn	손목
脚腕	jiǎowàn	발목
绑	bǎng	묶다
握拳	wòquán	주먹을 쥐다
松开	sōngkāi	풀다
输	shū	주입하다
手臂	shǒubì	팔뚝
麻木感	mámùgǎn	저리는 느낌
凉	liáng	서늘하다, 차다
张	zhāng	벌리다
嘴	zuǐ	입
紧张	jǐnzhāng	긴장하다
顺利结束	shùnlì jiéshù	잘 끝나다
直接接触	zhíjiē jiēchù	직접적인 접촉
垫	diàn	받치다, 깔다
换药	huànyào	드레싱하다

당신에게만 공개하는 닥터 정의 현장 메모

》》 눈밑지방 제거술과 하안검 성형술의 차이점
眼袋祛除术和下睑整形术的不同点

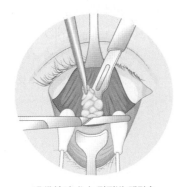

眼袋祛除术 눈밑지방 제거술

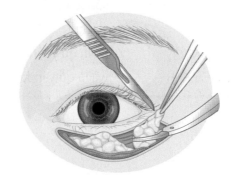

下睑整形术 하안검 성형술

根据下睑皮肤的弹力不同，可以选择不同的手术方法。眼袋祛除术一般适用于年轻的人，因各种原因下睑脂肪凸出的患者，从睑结膜开口，祛除脂肪的手术(内路祛眼袋术)。而下睑整形术是随着年龄的增长，在下睑出现眼袋和皮肤松弛，在下睑睫毛下方切开，祛除堆积的脂肪，同时剪掉多余的皮肤和肌肉，解决眼袋和皮肤松弛下垂的问题(外路祛眼袋术)。

■■■■■ 눈밑 피부의 탄력에 따라 다른 수술을 선택할 수 있습니다. 눈밑지방제거는 일반적으로 젊은 세대가 여러 가지 이유로 눈 밑에 지방주머니가 볼록한 경우 눈 내부 점막을 절개하여 지방을 제거하는 수술입니다(내절개 눈밑지방 수술). 하안검 성형술은 나이가 들어 하안검에 눈밑지방이 생기고 피부 탄력이 저하된 경우 하안검 눈썹 밑을 절개하여 축적된 지방을 제거하고 동시에 늘어진 피부와 근육을 잘라내 눈밑지방과 늘어진 피부를 해결하는 수술입니다(외절개 눈밑지방 수술).

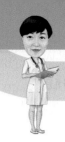

≫ 단어와 상용어구

睑结膜	jiǎnjiémó	눈꺼풀 결막
下睑睫毛	xiàjiǎn jiémáo	하안검 속눈썹
堆积	duījī	쌓이다
剪掉	jiǎndiào	잘라내다
松弛	sōngchí	늘어지다
下垂	xiàchuí	아래로 늘어지다
内路祛眼袋术	nèilù qù yǎndàishù	내절개 눈밑지방 수술
外路祛眼袋术	wàilù qù yǎndàishù	외절개 눈밑지방 수술

≫ 눈성형의 합병증과 불량반응 眼整形并发症和不良反应

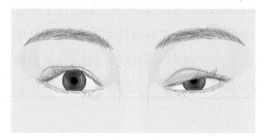

感染 감염

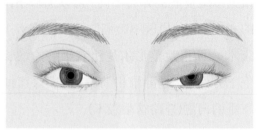

水肿和血肿 부종과 혈종

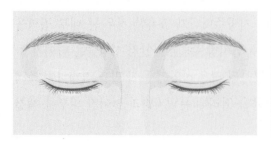

瘢痕 흉터

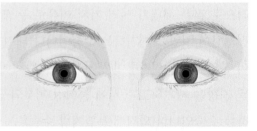

上睑沟凹陷 상안검 함몰 (지방을 과다하게 제거한 경우)

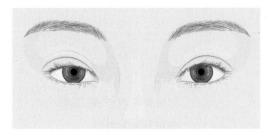

上瞼下垂 안검하수

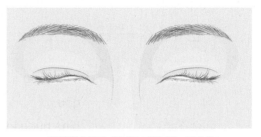

眼裂闭合不全 안검열 폐합 기능 비정상

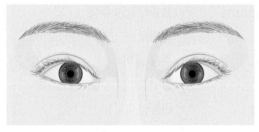

上瞼回缩 상안검이 말려 올라감

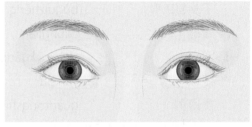

上瞼出现皱纹襞线外的不规整皱褶
상안검에 쌍꺼풀외의 불규칙한 주름 생성

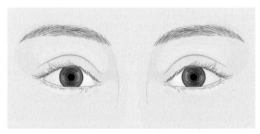

重瞼皱襞过高 쌍꺼풀 주름이 너무 높음

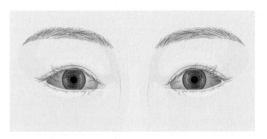

角膜损伤及眼球贯通伤 각막손상 및 안구 관통상

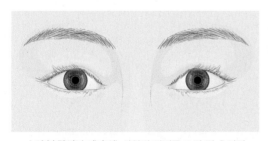

上瞼皱襞消失或变浅 상안검 쌍꺼풀 소멸 및 흐려짐

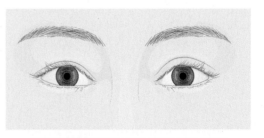

皱襞宽度两眼不对称 양측 쌍꺼풀 넓이 비대칭

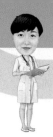
>>> 단어와 상용어구

血肿	xuèzhǒng	혈종
沟	gōu	우묵하게 파인 곳, 도랑
闭合不全	bìhé bùquán	폐합기능 불완전
回缩	huísuō	말려 올라가다
不规整皱褶	bùguīzhěng zhòuzhě	불규칙적인 주름
重睑	chóngjiǎn	쌍꺼풀
皱襞宽度	zhòubì kuāndù	주름 넓이
眼球	yǎnqiú	안구
贯通伤	guàntōngshāng	관통상

연습 문제

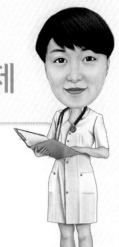

한국어 단어에 상응하는 중국어를 선택하세요.

01. 똑바로 전방을 보다

① 平视前方　　② 斜视前方　　③ 侧视前方　　④ 平视后方

02. 윗꺼풀이 동공을 덮다

① 下睑遮住瞳孔　　　② 上睑遮住瞳孔

③ 上睑抱住瞳孔　　　④ 下睑抱住瞳孔

03. 시야를 방해하다

① 阻挡视角　　② 开放视线　　③ 阻挡视线　　④ 模糊视线

04. 불규칙한 주름

① 不漂亮皱褶　　② 不平凡的皱褶　　③ 违法的皱褶　　④ 不规整皱褶

05. 거즈

① 纱布　　② 邦迪　　③ 绷带　　④ 湿巾

06. 점안 안약

① 啫喱状眼药水　　② 点滴型眼药水　　③ 眼药膏　　④ 滴药水

07. 알러지 반응

① 反射反应　　② 免疫反应　　③ 过敏反应　　④ 强烈反应

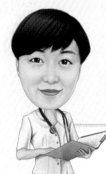

연습 문제

08. 에드리로마이신
　　① 黑色素　　　② 青霉素　　　③ 蓝霉素　　　④ 红霉素

09. 페니실린
　　① 青霉素　　　② 利度卡因　　③ 红霉素　　　④ 蓝霉素

10. 당뇨병
　　① 高血压　　　② 糖尿病　　　③ 尿失禁　　　④ 甲状腺

11. 덱사메타손
　　① 青霉素　　　② 利度卡因　　③ 地塞米松　　④ 红霉素

정답 | 01. ①　02. ②　03. ③　04. ④　05. ①　06. ②　07. ③　08. ④　09. ①　10. ②　11. ③

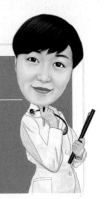

닥터 정과 함께하는 퍼펙트 의료중국어

입체적이면서 날렵한 코를 원해요! _코성형
"我要立体而且轻巧的鼻子!"

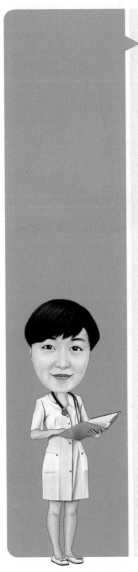

중국은 나라가 크다 보니 북방과 남방 사람들의 생김새가 확연히 다릅니다. 출장 차 중국의 남방을 방문해 보면 남방 사람들의 코는 동남 아시아인들의 코처럼 뭉툭하고 콧날개가 넓은 편입니다. 베트남과 접경한 중국 광서성에서 병원을 방문한 한 남성을 상담하면서 한류 바람을 타고 한국형 코가 이상형이 된다면 동남아시아 시장도 매우 크다는 생각을 했습니다.

코는 간단히 보형물을 삽입하여 코를 높이는 융비술 뿐 아니라 해부학적으로 코뼈의 형태를 개선해야 하는 수술에 이르기까지 그에 따른 절개 부위와 마취 방법도 다릅니다. 따라서 상담시 고객의 미적인 요구사항을 정확하게 이해하고 전달하기 위해서는 세부적인 중국어 표현들을 잘 숙지하고 있어야 합니다.

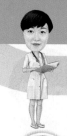

01 닥터 정이 상담해 드립니다!

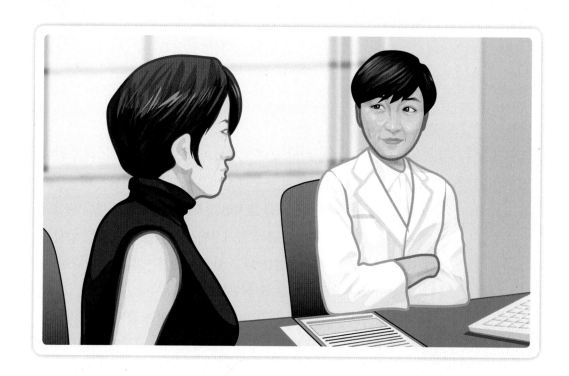

≫ 융비 및 코끝 성형 隆鼻和鼻尖整形

🔵 郑医生：您来咨询什么问题?

　患　者：我的鼻子看起来非常蠢，让我很烦恼。鼻头又大又圆，而且鼻梁也下塌，特意到韩国来，找您解决这些问题。

🔵 郑医生：您的鼻子整体高度不够高，鼻翼软骨向左右分开了，导致鼻尖显得特别肥大这些问题都可以通过手术矫正。您想要什么样的鼻子呢?

　患　者：我想要立体而且轻巧的鼻子，可以做到吗?

郑医生：完全可以做到, 鼻梁部分可通过鼻假体的植入来矫正, 鼻尖部分可以
　　　　通过把鼻翼软骨缝合拉紧来矫正, 这样做就可显得立体且轻巧。还有
　　　　您的鼻尖不够高, 建议使用耳软骨移植到鼻尖部, 这样立体感会更强。

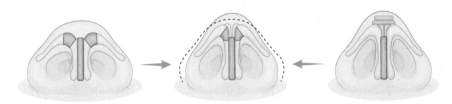

患　者：我想要用硅胶假体, 那个假体安全吗?

郑医生：目前硅胶材料的假体是最安全的, 它的临床使用时间非常长, 完全可
　　　　以放心。

患　者：耳软骨从耳朵的哪个部位取?

郑医生：从耳朵后缘切开, 切取适量的耳甲腔软骨。

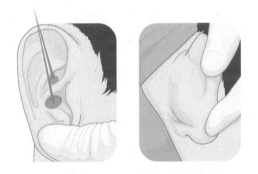

患　者：假体通过哪里植入? 会不会留疤?

郑医生：假体通过鼻小柱"W"型切口植入。瘢痕会随着
　　　　时间逐渐变浅, 经过1年左右就几乎完全看不
　　　　到了。

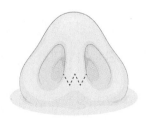

患　者：用什么麻醉方式呢?

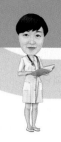
郑医生：用局部麻醉和睡眠麻醉。

患　者：什么时候可以开始正常生活？

郑医生：术后1周可以恢复正常生活。

患　者：什么时候可以完全消肿？

郑医生：1周左右会消肿70%。1个月左右几乎全部消肿，但是要完全恢复的话需要6个月。

닥터 정 : 어떤 문제로 내원하셨나요?

환　자 : 제 코가 외관상 둔해 보여서 속상합니다. 콧망울이 크고 둥근데다 또 콧대도 낮고 푹 퍼져있어요. 이 문제를 해결하고 싶어 일부러 한국에 와서 이 병원을 찾았습니다.

닥터 정 : 고객님의 코는 우선 전체적으로 높이가 낮고 코끝의 날개 연골이 좌우로 벌어져서 코끝이 비대하고 뭉툭해 보이는 거예요. 어떤 코를 원하세요?

환　자 : 저는 입체적이고 날렵한 코를 원합니다. 가능할까요?

닥터 정 : 가능합니다. 보형물을 콧대 부위에 삽입하여 콧대를 교정하고 코끝은 연골을 중앙으로 모아서 봉합하면 코가 입체적이고 날렵해져요. 그리고 코끝도 낮은 편이니 귀연골을 코끝에 올리면 더욱 입체감 있을 거예요.

환　자 : 실리콘 보형물로 수술하고 싶은데 실리콘 보형물은 안전한가요?

닥터 정 : 현재 보형물로는 가장 안전하고 임상 기간이 길어 안심하셔도 됩니다.

환　자 : 귀연골은 귀의 어느 부위를 채취하는 것인가요?

닥터 정 : 귀 뒤 절개를 통해 이갑강의 연골을 적당량 채취하여 사용합니다.

환　자 : 보형물은 어디를 절개하여 삽입하나요? 흉터가 남을까 걱정입니다.

● 닥터 정 : 비주를 w형으로 절개합니다. 흉터는 시간이 지나면 거의 흐려져 1년 정도 경과되면 보이지 않습니다.

환　자 : 어떤 마취를 하나요?

● 닥터 정 : 국소마취와 수면마취를 합니다.

환　자 : 언제 일상 생활을 할 수 있나요?

● 닥터 정 : 수술 후 1주일이면 정상적인 생활을 할 수 있습니다.

환　자 : 붓기는 언제 다 빠지나요?

● 닥터 정 : 1주일 정도면 70% 정도 붓기가 제거됩니다. 1달 정도면 붓기는 다 제거되지만 완전히 회복되려면 6개월은 필요합니다.

≫≫ 단어와 상용어구

鼻头	bítou	코끝
鼻根	bígēn	비근
下塌	xiàtā	내려앉다
蠢	chǔn	둔하다, 살찌다
轻巧	qīngqiǎo	날렵하다
鼻翼	bíyì	콧날개
软骨	ruǎngǔ	연골
缝合	fénghé	봉합하다
拉紧	lājǐn	힘껏 당기다
耳廓	ěrkuò	귓바퀴
鼻小柱	bíxiǎozhù	콧기둥, 비주

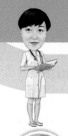
02 기본을 다져야

>> 꼭 알아야 하는 코성형 관련 해부학 명칭 **必须得掌握的鼻部解剖学名称**

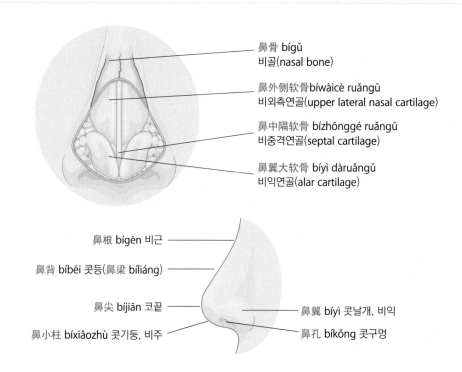

鼻骨 bígǔ
비골(nasal bone)

鼻外侧软骨 bíwàicè ruǎngǔ
비외측연골(upper lateral nasal cartilage)

鼻中隔软骨 bízhōnggé ruǎngǔ
비중격연골(septal cartilage)

鼻翼大软骨 bíyì dàruǎngǔ
비익연골(alar cartilage)

鼻根 bígēn 비근

鼻背 bíbēi 콧등(鼻梁 bíliáng)

鼻尖 bíjiān 코끝

鼻小柱 bíxiǎozhù 콧기둥, 비주

鼻翼 bíyì 콧날개, 비익

鼻孔 bíkǒng 콧구멍

>> 융비 보형물 이해하기 **了解隆鼻假体**

● 硅胶(Silicone)

几十年来假体隆鼻术用的最多的就是硅胶假体, 硅胶是非常安全、而且效果很好的植入材料。经过实验室和临床实验, 证明硅胶和人体组织相容性好, 可塑性强, 无毒无害, 不致癌。万一出现问题, 可完整取出来修整、更换。取出假体后, 鼻形恢复原样, 不会引起鼻背皮肤松弛。但是一定要选择经验丰富的医生, 这样才能避免反复手术造成诸多并发症。

● 실리콘

보형물 융비술에 최근 가장 많이 사용하는 보형물이 바로 실리콘입니다. 실리콘은 안전하며 효과가 매우 좋은 보형물 재료로 실험과 임상실험을 통해 인체 조직과 잘 어울리며 가소성이 좋고 무해하여 암을 유발하지 않습니다. 또한 수술 후 문제가 있다면 교정과 교환이 가능합니다. 설령 제거하더라도 원래의 코 모양으로 회복되며 콧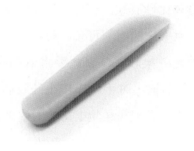

등의 피부가 늘어지거나 하지 않습니다. 그러나 반드시 경험이 풍부한 의사에게 수술을 받아야 재수술로 인해 생기는 각종 합병증을 막을 수 있습니다.

>>> 단어와 상용어구

假体	jiǎtǐ	보형물
隆鼻	lōngbí	융비
硅胶	guījiāo	실리콘
植入	zhírù	(보형물을)넣다
实验室	shíyànshì	실험실
临床	línchuáng	임상
相容性好	xiāngróngxìng hǎo	잘 어울리다
无毒无害	wúdú wúhài	해로움이 없다
可塑性强	kěsùxìng qiáng	가소성이 강하다
修整	xiūzhěng	다시 고치다
更换	gēnghuàn	바꾸다
避免	bìmiǎn	피하다
并发症	bìngfāzhèng	합병증

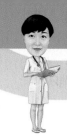

● 膨体(Gore Tex)

膨体比硅胶软，术后减轻鼻尖发红的现象，
而且人体的组织可长入材料的微孔内，远期
固定效果较好。因此手术后的鼻形更为自
然。但取出时手术操作比硅胶假体困难，重
修手术必须找经验丰富的医生来取出膨体。

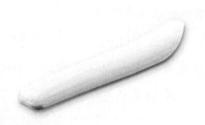

● 고어텍스

고어텍스는 실리콘에 비해 부드럽고 수술 후 코끝이 붉어진다거나 하는 현상이 없습니다.
또한 인체 조직이 고어텍스 안의 미세 구멍에 자리를 잡아 장기적으로는 고정의 효과가 좋
은 편입니다. 이러한 이유로 수술 후에 코 형태가 더 자연스러운 편입니다. 그러나 제거를
해야 하는 경우 실리콘 보다 더 어려우므로 재수술이 필요한 경우 반드시 경험이 풍부한
전문가를 찾아 제거해야 합니다.

≫≫ 단어와 상용어구

膨体	péngtǐ	고어텍스
软	ruǎn	부드럽다
鼻尖	bíjiān	코끝
发红	fāhóng	붉은기를 띠다
长入	zhǎngrù	자라서 들어가다
微孔	wēikǒng	미세구멍
远期	yuǎnqī	장기적으로
固定	gùdìng	고정

>>> 개방형 절개와 폐쇄형 절개 开放式切开和非开放式切开

01 개방형 절개법 开放式切开

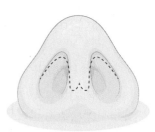

开放式切开法是指鼻孔缘连同鼻小柱同时切开的方法。鼻
小柱上会留切口疤痕, 但是过4个月以上的恢复期疤痕就会
逐渐消失。这种方法术野暴露范围比较大, 因此可以做更多
种的鼻整形手术。

▪▪▪▪ 개방형 절개법은 콧구멍 가장자리와 비주를 연결하여 동시에 절개하는 방식입니다. 비주에 절개 자국이 남을 수 있으나 4개월 정도의 회복 기간이 지나면 절개 자국이 점점 희미해져 눈에 띄지 않습니다. 이 방법은 수술 노출 범위가 비교적 크므로 코의 여러 가지 수술을 쉽게 할 수 있다는 장점이 있습니다.

>>> 단어와 상용어구

开放式切开	kāifàngshì qiēkāi	개방형 절개
鼻孔缘	bíkǒngyuán	콧구멍 가장자리
恢复期	huīfùqī	회복기간
暴露范围	bàolòu fànwéi	노출 범위
术野	shùyě	수술 범위

02 폐쇄형 절개법 非开放式切开(封闭性切开)

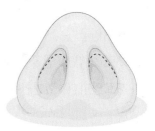

非开放式切开法是切开鼻孔内侧缘, 所以外面不留疤痕。常
用于简单的隆鼻手术。

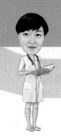
■·■·■·■ 폐쇄형 절개법은 콧구멍 내측 가장자리를 절개하여 수술하는 방식으로 외부에서 흉터가 보이지 않습니다. 융비술 등 간단한 수술에 적용됩니다.

 단어와 상용어구

封闭性切开	fēngbì xìng qiēkāi	비개방성 절개
内侧缘	nèicèyuán	내측 가장자리
不留疤痕	bùliú bāhén	흉터를 남기지 않는다

03 코성형 키워드

≫ 코끝에는 "귀연골" 鼻尖放"耳软骨"

● 耳软骨

主要取用耳甲腔软骨, 耳软骨很容易雕刻修整成型, 是理想的隆鼻材料。耳软骨不会再生, 但是正确的取耳软骨术后对耳朵外形不会产生影响, 而且切口隐藏在耳后不容易被人发现。耳软骨还可叠成不同的形状与厚度, 放置于鼻头。主要用于鼻尖部的抬高手术。

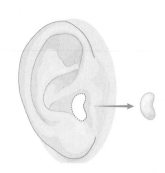

● 귀연골

주로 이갑강 연골을 채취하며 융비시 쉽게 조각하여 모양을 만들 수 있는 이상적인 융비 재료입니다. 귀연골은 재생되지 않으나 정확하게 귀연골을 채취한다면 수술 후 귀의 외형

변화는 없습니다. 또한 절개 부위의 상처가 귀 뒤에 숨겨져 있으므로 잘 보이지 않으며 귀 연골은 겹쳐서 다른 모양과 두께를 만들어 코끝에 놓을 수 있습니다. 코끝을 높이는 수술에 주로 사용합니다.

≫ 단어와 상용어구

耳软骨	ěrruǎngǔ	귀연골
耳甲腔	ěrjiǎqiāng	이갑강
雕刻	diāokè	조각하다
隐藏	yǐncáng	감추다
厚度	hòudù	두께
叠成	diéchéng	겹치다
形状	xíngzhuàng	형상
放置	fàngzhì	놓다
抬高	táigāo	높이다

≫ 일거양득 "비중격연골" 一举两得"鼻中隔软骨"

● 鼻中隔软骨

鼻中隔软骨是两个鼻腔中起分割作用的板状软骨，将其前方与上方各保留一部分，后下方整体取下使用，既可以维持鼻形态的完整，又能得到所需材料，而且取材部位又与鼻整形处于同一术野，不用另外开刀，属于是"一举两得"之策。

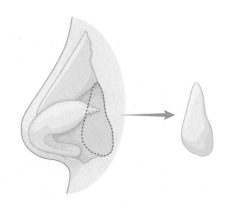

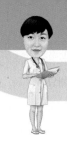

● 비중격 연골

비중격 연골은 두 비강을 나누는 작용을 하는 판형 연골로 연골의 앞과 위쪽의 일부는 남겨두고 후하방의 연골을 채취하여 사용하는데, 코의 형태를 잘 유지하면서도 필요한 수술 재료를 얻을 수 있을 뿐 아니라 채취하는 부위가 또한 코 성형과 같은 수술 범위라 별도의 수술이 필요 없는 일거양득의 방법이라고 할 수 있습니다.

≫ 단어와 상용어구

鼻中隔软骨	bízhōnggé ruǎngǔ	비중격 연골
鼻腔	bíqiāng	비강
分割	fēngē	나누다
板状	bǎnzhuàng	판형태
维持	wéichí	유지하다
材料	cáiliào	재료
取材	qǔcái	재료를 구하다
同一术野	tóngyī shùyě	같은 수술 분야
另外开刀	lìngwài kāidāo	별도의 수술
一举两得	yìjǔ liǎngdé	일거양득
实在	shízài	정말, 참

≫ 늑연골과 자가진피조직 肋软骨和自体真皮组织

01 늑연골 肋软骨

局麻下在乳房轮廓线下(女性)或第七肋软骨表面取约3cm长切口, 显露软骨膜, 剥开骨膜, 切取所需长度肋软骨。对于难度较大的各种先天鼻畸形, 外伤或手术造成的后天鼻畸形, 都是"终极武器"。

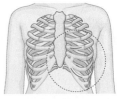

■■■■■ 국소마취 하에 가슴윤곽선 하단 혹은 제7늑골의 표면에 약 3cm의 절개를 하여 연골이 보이면 골막을 자르고 필요한 길이 만큼의 연골을 채취합니다. 고난도의 여러 가지 선천성 코 기형, 외상 혹은 수술로 생긴 후천적인 코 기형 수술의 최종 병기라고 할 수 있습니다.

02 자가진피 지방조직 自体真皮脂肪组织

自体真皮隆鼻术是完全取人体自身真皮组织进行隆鼻，成活后就是自己的鼻梁组织，随着人新陈代谢，生老病死，完全是身体的一部分，完全没有假体那种偏硬的感觉，手感非常自然。人体真皮组织当中常用的部位是自身的臀沟部分。

■■■■■ 자가 진피 융비술은 자신의 진피 조직으로 융비를 하므로 생착이 성공하면 바로 자신의 콧대 조직이 되고 인체의 신진대사에 따라 생로병사하여 완전히 신체의 일부분이 되므로 보형물이 가진 딱딱한 느낌이 없으며 촉감이 매우 좋습니다. 인체 진피조직 중 상용되는 부위는 자신 엉덩이의 둔구 부분입니다.

≫ 단어와 상용어구

肋软骨	lèiruǎngǔ	늑연골
乳房轮廓线	rǔfáng lúnkuòxiàn	유방 윤곽선
剥开	bōkāi	발겨서 열다
骨膜	gǔmó	골막
难度	nándù	난이도
先天鼻畸形	xiāntiān bíjīxíng	선천적인 코 기형
后天鼻畸形	hòutiān bíjīxíng	후천적인 코 기형
终极武器	zhōngjí wǔqì	최종병기
自体真皮组织	zìtǐ zhēnpí zǔzhī	자가진피 조직
新陈代谢	xīnchén dàixiè	신진대사
生老病死	shēnglǎo bìngsǐ	생로병사
偏硬	piānyìng	딱딱한 편이다
臀沟	túngōu	둔구

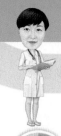

04 코성형 묻고 답하기

≫ 有关鼻整形的问答

问 鼻整形会让两眼间距变得更近吗?

答 隆鼻手术只会使鼻子看起来更立体, 不会发生两眼距离变窄或者对眼情况。

问 几岁开始可以做鼻整形手术?

答 在鼻子停止发育生长的16~17岁后开始可以做鼻整形手术。

Q 코성형을 하면 눈이 몰려 보이나요?

A 융비 수술을 하면 얼굴이 더욱 입체적으로 보일 뿐 실제로 눈 사이의 간격이 좁아진다거나 눈이 몰려 보이는 현상은 발생하지 않습니다.

Q 코수술은 몇 살부터 할 수 있나요?

A 코의 성장이 끝나는 16~17세부터 코수술을 받을 수 있습니다.

≫ 단어와 상용어구

间距	jiānjù	간격, 거리
变窄	biànzhǎi	좁아지다
对眼	duìyǎn	눈이 몰리다, 좋아하다
停止发育生长	tíngzhǐ fāyù shéngzhǎng	성장을 멈추다

问 听说做鼻整形容易得鼻窦炎是真的吗?

答 鼻整形和鼻窦炎一点关系都没有。鼻窦炎是鼻腔里很深的位置, 一个叫做副鼻窦的解剖空间有炎症。没有隆鼻手术后得鼻窦炎的案例。

问 感冒时能做鼻整形手术吗?

答 可以, 轻度感冒不影响鼻整形手术。

Q 코 성형을 하면 축농증에 걸리기 쉽다는데 정말인가요?

A 코 성형과 축농증은 전혀 관계가 없습니다. 축농증은 코 안 깊숙이 위치한 부비동이라는 공간의 염증이므로 코 성형을 받았다고 해서 축농증이 생기는 경우는 없습니다.

Q 감기에 걸린 상태에서 코 성형을 할 수 없나요?

A 할 수 있습니다. 코 성형과 경미한 감기는 상관이 없습니다.

≫ 단어와 상용어구

容易得	róngyì dé	쉽게 얻다
鼻窦炎	bídòuyán	축농증
副鼻窦	fùbídòu	부비동
案例	ànlì	사례
感冒	gǎnmào	감기
切口处	qiēkǒuchǔ	절개부위
防止	fángzhǐ	방지하다

问 鼻整形之前应该注意什么?

答 手术2周前开始禁烟酒, 慎用阿司匹林系列和维他命E等药物。全身麻醉应6~8小时前开始禁食, 睡眠麻醉应4小时前禁食。

问 什么时候适合做鼻整形修复术?

答 有炎症、假体歪斜或鼻尖变红、可见假体轮廓等情况下, 术后1~2周即可再次手术矫正, 因外形不满意想二次矫正的, 在6个月~1年后手术较好。

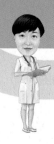

Ⓠ 코성형 전에 주의해야 하는 사항이 있나요?

Ⓐ 수술 2주 전부터 금연, 금주, 아스피린 계열의 약, 비타민E 등의 복용을 삼가야 합니다. 또한 전신마취인 경우 6~8시간 전부터 금식해야 하며 수면마취인 경우 4시간 전부터 금식해 주십시오.

Ⓠ 코 재수술은 언제가 적당한가요?

Ⓐ 염증이 생겼거나 보형물이 삐뚤어진 경우 혹은 코끝이 붉게 변하고 보형물이 보이는 경우에는 수술 1~2주 후에 바로 재수술을 하고 맘에 들지 않아서 다시 하는 경우에는 6개월~1년 후 재수술을 하는 것이 좋습니다.

≫ 단어와 상용어구

慎用	shènyòng	신중하게 사용하다
阿司匹林	āsīpǐlín	아스피린
修复术	xiūfùshù	재수술
歪斜	wāixié	삐뚤어지다
轮廓	lúnkuò	윤곽
即可	jíkě	바로, 즉시
外形不满意	wàixíng bùmǎnyì	외형이 맘에 들지 않다

问 术后什么时候祛除鼻夹板?

答 一般术后第5天祛除鼻夹板。

Ⓠ 수술 후 언제 코 깁스를 제거하나요?

Ⓐ 일반적으로 수술 후 5일에 코 깁스를 제거합니다.

≫ 단어와 상용어구

鼻夹板	bíjiābǎn	코 깁스

코성형 전 꼭 말해줘야 하는

>>> 수술 후 주의사항 术后注意事项

● 请按时服用处方药。
● 用棉棒蘸少量软膏涂抹在缝合线部位，1天1~2次。

● 처방약은 시간을 잘 지켜서 복용하세요.
● 연고는 면봉 이용하여 소량 실밥 부위에 1일 1~2회 바르세요.

>>> 단어와 상용어구

| 按时服用 | ànshí fúyòng | 시간에 맞춰 복용하다 |

● 术后不要用手刺激手术部位。
● 术后1~3日内会流出来少量的血和鼻涕。

● 수술 후 손으로 수술 부위를 자극하지 마세요.
● 수술 후 1~3일 사이에 코에서 소량의 콧물과 출혈이 발생할 수 있습니다.

>>> 단어와 상용어구

| 刺激 | cìjī | 자극하다 |
| 鼻涕 | bítì | 콧물 |

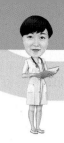

- 术后3天疼痛开始减轻。
- 为了减轻术后水肿, 尽可能的保持手术部位处于较高的位置, 所以不宜向前低头 或者平躺, 斜靠着沙发的姿势较利于术后恢复。

- 수술 후 통증은 3일 후부터 줄어들기 시작합니다.
- 붓기를 최소화하기 위해서 수술 부위를 가능하면 높게 유지하는 것이 좋으므로 앞으로 숙이는 자세나 평평하게 눕는 자세는 좋지 않고 소파에 비스듬히 기대어 앉아 있는 자세 가 가장 바람직합니다.

▶▶ 단어와 상용어구

疼痛减轻	téngtòng jiǎnqīng	통증이 경감하다
尽可能	jǐnkěnéng	될 수 있는 한, 가능한
处于	chǔyú	~에 처해있다
不宜	bùyí	좋지 않다
沙发	shāfā	소파
斜靠	xiékào	비스듬히 기대다
姿势	zīshì	자세

- 从手术当天开始2天后, 请随时在手术部位做冷敷, 术后第3天开始请随时做热敷。
- 洗脸和沐浴的时间根据恢复状态不同会有所不同, 一般情况下, 在拆线的第二天 就可以碰水了。

- 수술 당일부터 2일 후까지 수술 부위에 냉찜질을 수시로 해주시고, 3일째부터 온찜질을 수시로 해주세요.
- 세안과 목욕은 경우에 따라 다를 수 있으나 일반적으로 실밥제거 다음 날부터 가능합 니다.

≫ 단어와 상용어구

碰水	pèngshuǐ	물을 묻히다

● 手术3周后可以做轻微的运动, 一个月以后可以做游泳、高尔夫、健身等剧烈的
  运动。

● 饮酒和吸烟有碍术后伤口恢复, 至少戒断3周左右。

● 수술 3주 후부터 가벼운 운동이 가능하며 수영, 골프, 헬스 등 과격한 운동은 한달 후 가
  능합니다.

● 음주나 흡연은 수술 후 상처 회복에 지장을 줄 수 있으므로 최소 3주 정도는 금하셔야
  합니다.

≫ 단어와 상용어구

有碍	yǒu'ài	지장을 주다, 방해되다
戒断	jièduàn	끊다, 금하다
高尔夫	gāo'ěrfū	골프
健身	jiànshēn	헬스

● 术后2周左右会基本消肿, 但是完全恢复到自然需要6个月的时间。

● 术后4周可以戴眼镜和太阳镜。

● 2주 정도 지나면 기본적인 붓기는 제거되지만 자연스럽게 자리 잡는 데는 6개월 정도의
  시간이 필요합니다.

● 안경, 선글라스 착용은 4주 후부터 가능합니다.

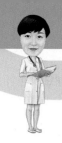

>>> 단어와 상용어구

| 太阳镜 | tàiyángjìng | 썬글라스 |
| 戴眼镜 | dài yǎnjìng | 안경을 쓰다 |

06 당신에게만 공개하는 닥터 정의 현장 메모

>>> 아름다운 코의 기준 美丽鼻子的条件

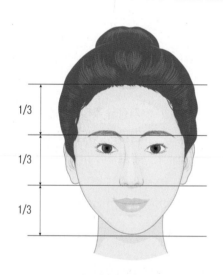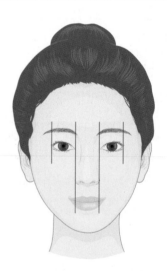

第一, 鼻子的长度是脸长度的1/3为最佳, 鼻翼的宽度是全脸宽度的1/5, 相当于眼睛的长度。

━━━ 첫째, 코의 길이는 얼굴 길이의 1/3가 아름답고 비익의 넓이는 얼굴 폭의 1/5로 눈의 길이와 같습니다

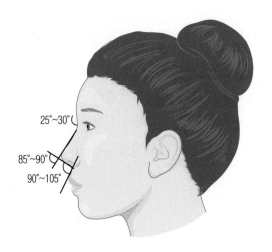

第二，鼻背线与鼻根垂线的夹角(鼻面角)约为25~30度，鼻背线与鼻小柱线的夹角(鼻尖角)约为85~90度，鼻小柱与上唇夹角(鼻唇角)约为90~105度为最佳。

━━━━━ 둘째, 콧등선과 콧부리 수직선 간의 각도(nasofacial angle)는 약 25~30도, 콧등선과 비주선 간의 각도(nasorostral angle)는 약 85~90도, 비주와 윗입술 간의 각도(nasolabial angle)는 약 90~105도가 아름답습니다.

≫ 단어와 상용어구

夹角	jiājiǎo	평면 협각
垂线	chuíxiàn	수직선
鼻面角	bímiànjiǎo	비면각(nasofacial angle)
鼻尖角	bíjiānjiǎo	비첨각(nasorostral angle)
鼻唇角	bíchúnjiǎo	비순각(nasolabial angle)

≫ 8종류 못난이 코 모양의 특징 八种形态不佳鼻子外观特点

중국인들과 상담을 하다 보면 중국인들이 자신의 생김새를 묘사하는 경우가 많습니다. 한국인으로써 중국 환자들의 구체적인 묘사를 이해하고 적합한 표현을 하는 것은 쉽지 않습니다. 코의 생김새를 표현하는 단어와 표현들을 알아두는 것이 필요합니다.

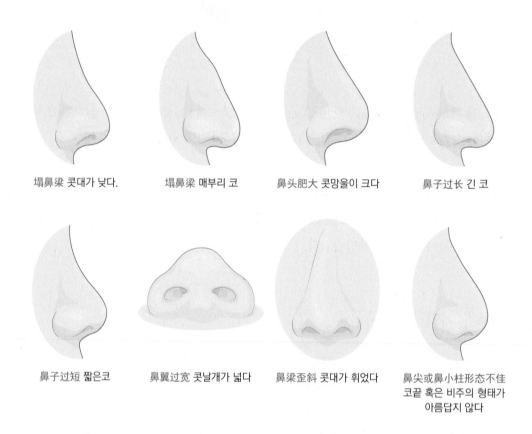

| 塌鼻梁 콧대가 낮다. | 塌鼻梁 매부리 코 | 鼻头肥大 콧망울이 크다 | 鼻子过长 긴 코 |

| 鼻子过短 짧은코 | 鼻翼过宽 콧날개가 넓다 | 鼻梁歪斜 콧대가 휘었다 | 鼻尖或鼻小柱形态不佳 코끝 혹은 비주의 형태가 아름답지 않다 |

1. 塌鼻梁：鼻梁的高度低，鼻根部低平，鼻尖圆钝。给人以缺乏活力、疲倦的感觉。

2. 鹰钩鼻：鼻背有驼峰畸形，鼻尖过长、下垂、鼻梁突出等。给人以阴险狡诈，不易接近的感觉。

3. 鼻头肥大：鼻头表面的软组织增生，软骨肥大，往往伴有鼻孔宽大及鼻翼肥厚，鼻头肥大使女性看起来粗犷，平庸，缺乏灵气。

4. 鼻子过长：鼻子的长度长于面部的1/3。

5. 鼻子过短：鼻子长度短于面部长度的1/3。往往伴有鼻小柱低、鼻梁塌陷、鼻尖上翘、鼻孔朝天。

6. 鼻翼过宽：鼻翼宽度过大，两侧鼻翼缘相距较远，鼻梁宽阔，形如蛙鼻。

7. 鼻梁歪斜：鼻梁不在于面部中线及鼻正中部位，而是向两侧偏斜。

8. 鼻尖或鼻小柱形态不佳：主要表现为鼻尖低平、宽大、肥厚、圆钝，如球形的鼻尖。鼻小柱主要表现为鼻小柱歪斜、过宽、过短。

1. 콧대가 낮습니다. : 콧대가 낮고 콧부리가 낮으며 코끝이 둥글고 둔해 보입니다. 활력이 없어 보이고 피곤해 보이는 인상을 줍니다.

2. 매부리코 : 콧등이 낙타 등 같은 기형이고 코끝은 매우 길고 처져 있으며 콧대가 돌출되어 있습니다. 음험하고 간교하게 보여 쉽게 접근할 수 없는 인상입니다.

3. 콧망울이 크다. : 콧망울 연조직이 증식되어 있고 연골이 비대합니다. 흔히 콧구멍이 넓고 콧날개 비대 현상을 동반합니다. 여성이 콧망울이 크면 거칠고 평범해 보이며 스마트해 보이지 않습니다.

4. 긴 코 : 코의 길이가 얼굴 길이의 1/3보다 긴 코입니다.

5. 짧은 코 : 코의 길이가 얼굴 길이의 1/3보다 짧은 코를 말합니다. 흔히 비주와 콧등이 낮고 코끝이 올라가 콧구멍이 하늘을 보고 있는 코의 형태를 동반합니다.

6. 콧날개가 넓다. : 콧날개가 너무 넓어서 양측 콧날개 사이가 넓으며 콧등도 넓습니다. 개구리코 같은 형태입니다.

7. 콧대가 휘었다. : 콧대가 얼굴의 중앙 라인과 코 중앙에 있지 않고 양측으로 비껴있는 상태입니다.

8. 코끝 혹은 비주의 형태가 아름답지 않다 : 주로 코끝이 낮고 넓으며 두꺼우며 뭉툭하여 마치 공과 같은 형태입니다. 비주는 휘고 넓으며 짧습니다.

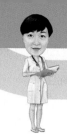
≫ 단어와 상용어구

不佳	bùjiā	좋지 않은
圆钝	yuándùn	둥글고 둔한
缺乏活力	quēfá huólì	활력이 없다
鹰钩鼻	yīnggōubí	매부리코
驼峰	tuófēng	낙타 등의 봉
阴险狡诈	yīnxiǎn jiǎozhà	음험하고 간교한
肥大	féidà	비대하다
增生	zēngshēng	증식하다
往往	wǎngwǎng	흔히, 늘
粗犷	cūguǎng	거칠고 난폭하다
灵气	língqì	재기, 영기
平庸	píngyōng	평범하다, 용속하다
上翘	shàngqiáo	위로 올라가다
朝天	cháotiān	위를 향하다
宽阔	kuānkuò	넓다, 크다
蛙鼻	wābí	개구리 코
偏斜	piānxié	비뚤어지다, 기울다
球形	qiúxíng	구형, 공모양

연습 문제

01. 해부도 상의 A~E 부위의 중국어 명칭을 순서대로 기입해 주세요.

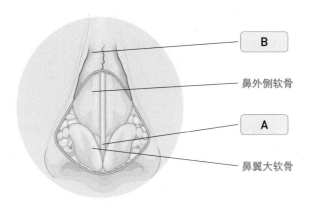

鼻外側软骨

鼻翼大软骨

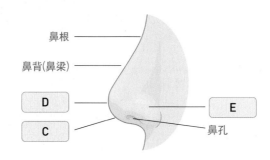

鼻根

鼻背(鼻梁)

鼻孔

A (   )

B (   )

C (   )

D (   )

E (   )

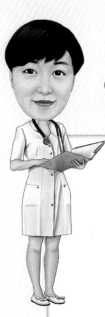

연습 문제

한국어 단어에 상응하는 중국어를 선택하세요.

02. 보형물

① 假体   ② 硅胶   ③ 膨体   ④ 真皮

03. 고어텍스

① 膨体   ② 硅胶   ③ 皮下脂肪   ④ 角质

04. 부비동염

① 发炎   ② 肠炎   ③ 鼻窦炎   ④ 口腔炎

05. 귀연골

① 肋软骨   ② 鼻骨   ③ 耳轮廓   ④ 耳软骨

06. 재수술

① 修复术   ② 矫正术   ③ 皮瓣术   ④ 整形术

07. 매부리코

① 短鼻   ② 鹰钩鼻   ③ 朝天鼻   ④ 驼峰鼻

08. 콧망울이 크다

① 鼻尖太低   ② 鼻孔肥大   ③ 鼻头肥大   ④ 鼻头太宽

09. (코끝이) 날렵하다

    ① 上去　　　　② 上巧　　　　③ 轻松　　　　④ 轻巧

10. 이갑강

    ① 耳甲腔　　　② 耳乙腔　　　③ 耳软骨　　　④ 耳廓

11. 돼지코

    ① 驼峰鼻　　　② 朝天鼻　　　③ 蛙鼻　　　　④ 鹰钩鼻

12. 콧날개가 넓다

    ① 鼻梁过宽　　② 鼻尖过宽　　③ 鼻翼过宽　　④ 鼻背过低

13. 콧대가 휘었다

    ① 鼻梁太短　　② 鼻梁太高　　③ 鼻梁太低　　④ 鼻梁歪斜

정답 ┃ 01. A (鼻中隔软骨) B (鼻骨) C (鼻小柱) D (鼻尖) E (鼻翼)

      02. ①　03. ①　04. ②　05. ④　06. ①　07. ②　08. ③　09. ④　10. ①　11. ②　12. ③　13. ④

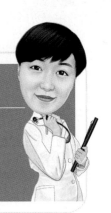

닥터 정과 함께하는 퍼펙트 의료중국어

제 얼굴, 브이라인이 될 수 있을까요?
"把我的脸可以整成瓜子脸吗?"_ 안면윤곽수술

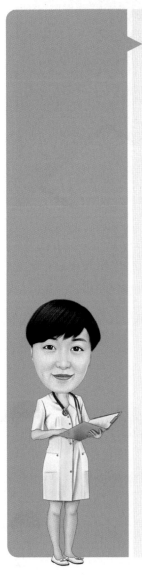

미의 기준은 시대별로 끈임 없이 변화되어 왔지만 불변의 개념은 얼굴의 입체감이 아닐까 합니다. 지금 시대의 전문가들이 말하는 아름다운 얼굴은 오관의 비율이 아름다워야 하고 사각턱은 작아야 하며 이마는 볼록하게 튀어 나와야 하고, 광대는 적당한 높이와 폭을 가지고 있어야 한다는 것입니다. 이러한 요구 사항을 가장 잘 반영한 수술이 바로 안면윤곽수술입니다.

본문은 아나운서가 되고 싶은 중국 대학생이 졸업을 앞두고 웨이신으로 사진과 함께 띄운 상담 내용입니다. 사진 속의 그녀는 이목구비는 또렷하지만 전형적인 사각턱에 턱끝도 뭉툭한 얼굴형 이었습니다. 면접을 앞두고 카메라 테스트가 너무 자신이 없어 수술을 결정한 케이스입니다.

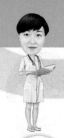
01 닥터 정이 상담해 드립니다!

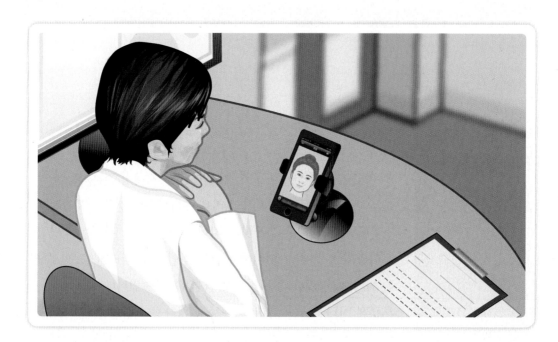

>> 브이라인 사각턱 수술 1차 웨이신 상담

第1次V型脸下颌角手术微信咨询

 郑医生, 在吗?

在呀~很高兴认识你!

 我先发给你我的正面和侧面的照片, 我想听听专家的意见!

好的!

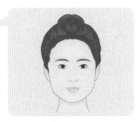

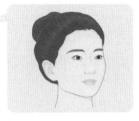

哇!您的五官很漂亮啊!

谢谢!但是我不满意我的脸型,我就是典型"国字"脸!

你要V型脸吗?

对的,能不能给我整成上镜后显得漂亮的瓜子脸啊?
国内的专家说需要做环切手术。

嗯,按那个方案来手术的
话,您的脸型不一定能做
成上镜漂亮的V型脸的~

什么意思呀?

等等,我发给您一个图片,你
一看就明白我的意思~

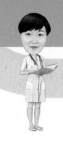
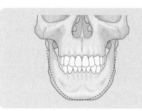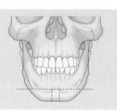

左侧的是环切手术切骨法,
右侧的是V型脸下颌角手术切骨法。

 郑医生！我还不是完全懂啊！！

准确的手术方案要拍X光后才能确定, 但是您的
颊尖非常宽, 如果你做环切手术脸型还不能变成
V型脸。您这样的情况在下巴尖上做T字截骨后,
缩窄下巴的宽度才能达到瓜子脸的效果。

 啊~明白

您还需要颊尖的V型脸手术！
那样做在镜头上才显得非常漂亮~

 谢谢 🌹 今天太累了,
明天这个时间我们再聊吧！

닥터 정! 계세요?

네, 반갑습니다

 제가 우선 제 얼굴 정면 사진과 측면 사진을 보낼게요. 전문가 의견을 듣고 싶어요!

네!

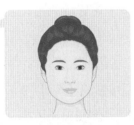

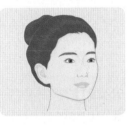

이목구비가 정말 예쁘네요!

감사해요. 하지만 저는 제 얼굴형이 맘에 안들어요. 전형적인 사각턱 이잖아요.

브이라인 얼굴을 원하시나요?

맞아요! 제 얼굴을 성형하면 카메라 잘 받는 브이라인 가능할까요? 중국의사가 돌려깍기를 하면 좋겠다고 했어요.

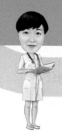
음, 그 수술을 하면 카메라를 잘 받는 브이라인되기 어려울 거예요~

 무슨 뜻인가요?

잠시만요. 제가 도안을 하나 보낼게요. 보시면 이해되실 거예요.

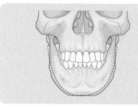 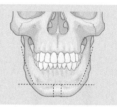

왼쪽이 돌려깍기 절골방법이고 오른쪽이
브이라인 사각턱 수술 절골 방법이에요.

 닥터 정! 저 잘 이해가 안가요.

정확한 것은 엑스레이를 찍어봐야 알겠으나 환자 분은
턱끝이 넓은 편이라 돌려깍기하시면 브이라인이 안돼
요. 환자 분 같은 경우는 턱끝에 T자 형 절골을 해서 턱
의 폭을 좁혀줘야 브이라인 얼굴이 될 수 있어요.

 아~ 이제 알겠네요.

환자 분의 턱끝은 브이라인 수술을 해야 해요!
그러면 카메라 상에서 정말 예쁠거예요.

 고마워요~ 🌹 오늘 너무 피곤하네요.
내일 같은 시간에 또 이야기 나눠요!

≫ 단어와 상용어구

微信	wēixìn	웨이신
专家的意见	zhuānjiā de yìjiàn	전문가의 의견
五官	wǔguān	오관
国字脸	guózìliǎn	사각형 얼굴
镜头	jìngtóu	카메라 렌즈
环切	huánqiē	돌려깎기
V型脸下颌角手术	V xíngliǎn xiàhéjiǎo shǒushù	브이라인 사각턱 수술
切骨法	qiègǔfǎ	절골법
聊天	liáotiān	대화하다

≫ 브이라인 사각턱 수술 2차 웨이신 상담
第2次V型脸下颌角手术微信咨询

晚上好!现在可以咨询吗?

晚上好!可以~

不好意思, 这么晚, 打扰你了!

没有啊~ 欢迎!

昨天说的V型脸下颌角手术是什么麻醉啊?

需要全身麻醉的, 以前做过吗?

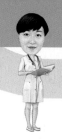

 没有做过，其实我蛮恐惧的。

您可以放心，我们医院有常驻的麻醉科医生，而且面部轮廓矫正手术是本院最擅长的手术。

 好的！

我今天跟院长更进一步讨论了您的整体手术方案。

 哇塞！太好了。

要上镜的话关键的就是面部立体感，看您的侧面的照片，额头的曲线不够漂亮。

 哦~~~对！我觉得也是啊。

建议您做丰额头的手术，可以选择打自体脂肪和放假体两种手术方法。

 哪个安全啊？是不是自体脂肪是更安全？

其实，两种都是非常安全的。主要是得考虑您的时间。

 什么意思啊？

一般脂肪移植术后3~6个月之内需要再补充填充一次。

为什么呀?

因为只做1次的话, 脂肪细胞不能完全成活。

啊, 明白! 我还是喜欢我自己的东西。

😊 嗯, 我们再研究一下对您合适的手术方案!请等我回复。

好的! 谢谢~ 今天就聊到这吧!

好的~

안녕하세요! 지금 상담 가능할까요?

안녕하세요! 가능해요~

미안해요. 늦었는데 또 실례하네요!

아니에요. 환영합니다~~

어제 말씀하신 브이라인 사각턱 수술은 어떤 마취를 하나요?

전신마취를 해요. 이전에 해보셨어요?

아니요. 사실 무척 무서워요.

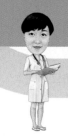

안심하셔도 돼요~ 저희 병원에는 상주하는 마취 전문의가 있고 안면윤곽 교정수술은 본원이 제일 잘하는 수술이거든요.

  네! 😊

오늘 원장님이랑 환자분의 수술 방안에 대해 좀 더 자세히 의논했어요.

 와우! 잘 됐네요.

카메라에 예쁘게 잘 나오려면 관건은 얼굴의 입체감이에요. 사진상으로 얼굴의 옆라인을 보니 이마의 라인이 별로예요.

 오~~ 맞아요! 저도 그렇게 생각해요.

이마의 볼륨을 살리는 수술도 권해드려요. 자가지방과 보형물 두 가지 수술 중 선택이 가능합니다.

 어떤 것이 안전한가요? 자가지방이 안전하지 않나요?

사실 안전성으로 말하면 둘 다 안전해요. 환자분의 시간을 고려하는 것이 중요해요.

 무슨 뜻이죠?

일반적으로 지방이식은 1차 이식 후 3~6개월 내에 다시 한번 보충 이식해요.

왜 그렇죠?

한번만 이식할 경우 지방세포가 완전히 생착되지 않거든요.

 아~ 알겠어요! 하지만 저는 제 지방이 더 좋아요.

😊 음, 환자분의 수술 방법을 더 연구해 볼게요. 다시 연락할게요.

 좋아요! 고맙습니다. 오늘은 여기까지 하죠!

그래요.

≫≫ 단어와 상용어구

打扰	dǎrǎo	방해하다
其实	qíshí	사실은
蛮恐惧	mán kǒngjù	매우 두렵다
放心	fàngxīn	마음을 놓다
面部轮廓手术	miànbù lúnkuò shǒushù	얼굴 윤곽수술
擅长	shàncháng	뛰어나다
哇塞	wāsài	우와
关键	guānjiàn	관건
前额头	qián'étóu	이마
脂肪移植	zhīfáng yízhí	지방이식
成活	chénghuó	생착하다

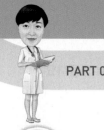

02 기본을 다져야

>>> 안면윤곽수술이란? 面部轮廓手术是什么?

面部轮廓手术是为了使脸部线条更加柔和, 把原本凸出来的面部骨骼截掉或磨削, 达到改善面部轮廓的目的。如果说两颌手术是一种追求侧面脸部线条完美的手术的话, 面部轮廓手术可以说是一种追求正面脸部线条完美的手术。

■■■■■ 안면윤곽수술이란?

안면윤곽수술은 얼굴의 라인을 부드럽게 만들기 위해 원래 튀어나온 뼈를 잘라 없애고 다듬어 얼굴 윤곽을 개선하는 것을 목적으로 합니다. 양악수술이 옆에서 본 얼굴 라인의 아름다움을 추구하는 수술이라면 안면윤곽술은 앞에서 본 얼굴 라인의 아름다움을 추구하는 수술입니다.

>>> 단어와 상용어구

面部轮廓	miànbù lúnkuò	얼굴 윤곽
脸部线条	liǎnbù xiàntiáo	얼굴 라인
柔和	róuhé	부드럽다
凸出来	tūchūlái	튀어나오다
骨骼	gǔgé	골격
截掉	jiédiào	잘라내버리다
磨削	móxiāo	연마하다
两颌	liǎnghé	양악
追求	zhuīqiú	추구하다
侧面	cèmiàn	측면
正面	zhèngmiàn	정면

03 안면윤곽수술 키워드

≫ 얼굴 라인을 아름답게 하는 수술들 打造美丽面部线条的手术

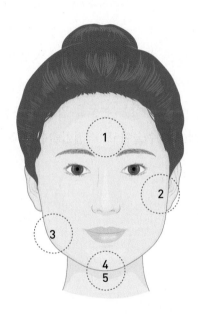

① 额头手术 étóu shǒushù 이마 수술
② 颧骨缩小手术 quángǔ suōxiǎo shǒushù 광대 축소술
③ 下颌角手术 xiàhéjiǎo shǒushù 사각턱 수술
④ V型脸手术 V xínɡliǎn shǒushù 브이라인 수술
⑤ 隆颏术 lōnɡkēshù 무턱 성형술

≫ 피질절골술 下颌角外板切除术

面部轮廓手术的代表性手术是下颌角手术和颧骨手术，首次主刀的医生是白世民博士。白世民博士在1989年发表了一部论文，介绍了改善国字脸的手术方法，下颌角外板切除术(Tangential Ostectomy)和下颌角截骨术(CurvedOstectomy)。下颌角外板切除术是切除下颌骨的最外层的手术，下颌角截骨术是切除下颌骨最后面棱角部分的手术。

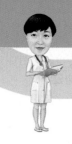
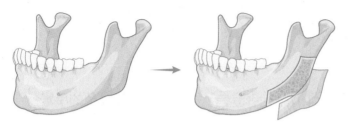

下颌角外板切除术 피질절골술

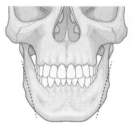

下颌角截骨术 각절골술

■■■■■ 안면윤곽술의 대표 수술인 사각턱 수술과 광대 수술을 처음으로 시도한 분은 백세민 선생님입니다. 백세민 선생님은 1989년, 사각턱을 개선하는 수술법으로 개발한 피질절골술(Tangential Ostectomy)과 각절골술(Curved Ostectomy)을 소개하는 논문을 발표했습니다. 피질절골술은 턱뼈의 가장 바깥 부분의 피질골을 절제하는 수술이고, 각절골술은 아래턱의 끝 부분에 각이 진 부분을 절제하는 수술입니다.

≫ 단어와 상용어구

首次	shǒucì	최초
主刀医生	zhǔdāo yīshēng	집도의
白世民博士	bái shìmín bóshì	백세민 박사
发表	fābiǎo	발표하다
论文	lùnwén	논문
改善	gǎishàn	개선하다
棱角	léngjiǎo	모서리
下颌角外板切除术	xiàhéjiǎo wàibǎn qiēchúshù	피질절골술 (tangential ostectomy)
下颌角截骨术	xiàhéjiǎo jiégūshù	각절골술 (curved ostectomy)

≫ 무턱 小下巴

小下巴也称小颏是由于下巴尖往后缩进或者不够长的原因，使下面部看起来很短小的现象，在医学上称为小颏畸形(microgenia)。从美学的观点来看，鼻、唇、颏关系的和谐，是容貌美的重要标志之一。在颅面部分为上、中、下三庭，下庭如果比较短或者在面部侧位上，鼻头点、唇点、颏点(下巴点)三者不在一直线上，如果颏点在线的后方，就可以判断小下巴。

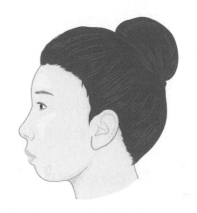

■■■■■ 무턱이란 턱끝이 뒤로 가있거나 짧아서 얼굴의 하면부가 매우 작아 보이는 현상을 말하며 의학적인 표현으로 이부왜소증(microgenia)이라고 합니다. 미학적인 관점에서 코와 입, 턱의 조화는 아름다운 용모를 결정하는 중요한 지표 중 하나입니다. 얼굴을 상정, 중정, 하정의 세 부위로 나누었을 때 하정이 비교적 짧은 경우 혹은 얼굴의 측면에서 볼 때 코끝, 입술, 턱끝의 3지점이 일직선 상에 위치하지 않는 경우에 만약 턱끝이 이 선의 후방에 있다면 무턱이라고 판단할 수 있습니다.

≫ 단어와 상용어구

小颏畸形	xiǎokē jīxíng	이부왜소증(microgenia)
小下巴	xiǎoxiàba	무턱
往后缩进	wǎnghòu suōjìn	뒤로 축소되어 들어가다
不够长	búgòu cháng	충분히 길지 않다
美学观点	měixué guāndiǎn	미학적 관점
和谐	héxié	어울리다
容貌	róngmào	용모
标志	biāozhì	지표
庭	tíng	홀, 정원, 분, 몫
		(전체를 몇으로 나누었을 때 한 부분)

247

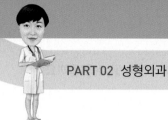
 안면윤곽수술 묻고 답하기

>> **有关面部轮廓手术的问答**

问 颧骨缩小术要从哪切开?

答 切开口腔粘膜和耳朵上方发际线内的头皮。

问 颧骨缩小术后需要住院吗?

答 不需要住院, 是手术当天可以出院的。

Q 광대 축소술은 어디를 절개하나요?

A 입안 점막과 귀 상방 헤어라인 내측의 두피를 절개합니다.

Q 광대 축소술 후 입원해야 하나요?

A 입원하실 필요 없고 수술 당일 퇴원 가능합니다.

>> **단어와 상용어구**

口腔粘膜	kǒuqiāng niánmó	구강점막
发际线	fàjìxiànxiàn	헤어라인
当天出院	dāngtiān chūyuàn	당일 퇴원

问 颧骨缩小术后会有脸颊下垂的现象吗?

答 众多人说通过口腔切开的方式做手术的话可能会导致脸颊下垂, 但是手术时
尽量避免多余的剥离, 就可避免发生脸颊下垂。

问 颧骨手术有什么并发症?

答 有脸颊下垂, 感觉异常, 两侧颧骨不对称, 神经损伤等

Q 광대 축소술 후 볼처짐은 반드시 생기나요?

A 많은 사람들이 일반적으로 구강 절개를 하면 볼 처짐 현상이 나타난다고 생각하는데,
수술시 불필요한 박리를 하지 않으면 볼처짐은 발생하지 않습니다.

Q 광대 수술 부작용은 어떤 것이 있나요?

A 볼 처짐, 감각이상, 양측 광대 비대칭, 신경손상 등이 있습니다.

≫ 단어와 상용어구

脸颊下垂	liǎnjiá xiàchuí	볼 처짐
众多人说	zhòngduō rén shuō	많은 사람들이 말하다
避开	bìkāi	피하다
过多的剥离	guòduō de bōlí	과도한 박리

问 为什么要包扎弹性绷带?

答 为了术后止血, 减轻水肿, 需用弹性绷带压迫包扎2~3天。

问 月经期也可以手术吗?

答 月经期间因为荷尔蒙作用会使出血量变大, 偶尔有止血困难的情况, 所以建议
避开月经期间手术。

Q 압박 붕대는 왜 하는 것인가요?

A 지혈과 붓기 제거를 위해 착용하며 수술 후 2~3일 정도 붕대로 압박하여 줍니다.

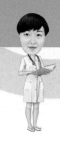

Q 생리 중에 수술해도 되나요?

A 생리 기간에는 간혹 호르몬 작용으로 출혈이 많아지고 지혈이 어려운 경우가 있으므로 생리 기간을 피해 수술할 것을 권합니다.

≫ 단어와 상용어구

包扎	bāozā	싸서 묶다
弹性绷带	tánxìng bēngdài	압박 붕대, 탄력 붕대
止血	zhǐxuè	지혈하다
出血量变大	chūxuèliáng biàndà	출혈량이 많아지다
月经期间	yuèjīng qījiān	생리 기간
偶尔	ǒu'ěr	간혹
困难	kùnnán	어려움

问 感冒期间可以手术吗?

答 伴随流鼻涕, 高烧, 严重咳嗽咳痰的情况, 建议延期手术。

问 轮廓手术后脸上的弹力面套需要戴到什么时候?

答 建议术后的2周之内都戴, 每1小时休息20分钟左右。

Q 감기 걸린 상태에서 수술해도 되나요?

A 콧물, 고열, 심한 가래나 기침을 동반한 감기인 경우 수술을 연기하시는 것이 좋습니다.

Q 윤곽 수술 후 탄력 밴드(땡기미)는 언제까지 착용해야 하나요?

A 수술 후 2주 동안 착용하시길 권해 드리고, 1시간 간격으로 20분 정도 쉬어 주십시오.

≫ 단어와 상용어구

感冒期间	gǎnmào qījiān	감기 걸린 기간
流鼻涕	liú bítì	콧물 흘리다
高烧	gāoshāo	고열
严重咳嗽	yánzhòng késòu	심한 기침
吐痰	tǔtán	가래를 뱉다
延期手术	yánqī shǒushù	수술을 연기하다
弹力面套	tánlì miàntào	탄력 밴드(땡기미)

问 轮廓手术的恢复时间是多久?

答 手术后第3天是水肿最严重的时期，之后渐渐消肿，到2周左右即可恢复正常生活。完全消肿需要2~3个月。

问 轮廓手术后从什么时候开始可以吃饭?

答 术后6小时可以喝水，1周左右可以用吸管吃流食，2周后可以正常饮食，但是请避免过硬的食物，3周之内饭后需要漱口。

Q 윤곽수술의 회복기간은 얼마나 걸리나요?

A 수술 후 3일 경과 시점에 붓기가 가장 심하고 그 후로 점점 붓기가 빠지면서 2주 정도 되면 정상적인 생활이 가능합니다. 완전히 붓기가 제거되려면 약 2~3개월 정도 필요합니다.

Q 윤곽수술 후 언제부터 식사를 할 수 있나요?

A 수술 후 6시간 경과되면 물을 드실 수 있습니다. 1주일 정도는 빨대를 이용해서 드실 수 있는 유동식을 드시고, 2주 후에는 평소에 드시던 정상 음식을 드실 수 있으나 딱딱한 음식은 피해 주세요. 3주 동안은 식사 후 가글을 하셔야 합니다.

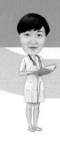

 단어와 상용어구

常规食物	chángguī shíwù	평소 섭취하던 음식물
过硬	guòyìng	심하게 딱딱하다
吸管	xīguǎn	빨대
流食	liúshí	유동식
漱口	shùkǒu	입을 가시다, 가글하다

05 안면윤곽수술 전 꼭 말해줘야 하는

>> 수술 후 주의사항 术后的注意事项

● 术后冷热敷

术后两到三天需要冷敷, 冷敷对于减少淤青和水肿有帮助。术后过3天需要热敷, 热敷有助于血液循环, 淤青和水肿的吸收。

● 찜질

수술 후 이틀에서 삼일 정도 냉찜질을 꾸준하게 합니다. 냉찜질은 멍이나 붓기를 경감시키는데 도움이 됩니다. 수술 후 3일이 지나면 온찜질을 해주세요. 온찜질은 얼굴의 혈액순환을 도와주어 붓기와 멍 제거에 도움이 됩니다.

> **≫ 단어와 상용어구**
>
> | | | |
> |---|---|---|
> | 血液循环 | xuèyè xúnhuán | 혈액 순환 |
> | 淤青 | yūqīng | 멍 |

● 姿势

术后保持头高脚低体位, 对消肿有帮助。趴着或者低头不利于血液循环和消肿。

● 자세

수술 후에는 머리는 높고 다리는 낮은 자세가 붓기 제거에 도움이 됩니다. 엎드리거나 고개를 숙이는 자세는 혈액순환과 붓기 제거에 도움이 되지 않습니다.

> **≫ 단어와 상용어구**
>
> | | | |
> |---|---|---|
> | 保持 | bǎochí | 유지하다 |
> | 头高脚低 | tóugāo jiǎodǐ | 머리는 높고 다리는 낮다 |
> | 体位 | tǐwèi | 체위 |
> | 趴 | pā | 엎드리다 |

● 食物摄取

术后1周内只能吃流食, 1周后可以正常进食, 但是不要吃硬的食物。

● 음식물 섭취

수술 후 일주일 간은 유동식을 드셔야 하며 일주일 후에는 정상적인 식사를 하시되 딱딱한 음식은 피해 주세요.

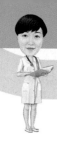

● 口腔清洁管理

每天需要用处方的口腔清洁液漱口4次以上，2周后才可以开始刷牙。

● 입안 청결관리

1일 4회 이상 병원에서 처방한 가글액으로 헹궈주시고, 칫솔질은 수술 후 2주부터 가능합니다.

>>> 단어와 상용어구

| 口腔清洁液 | kǒuqiāng qīngjiéyè | 구강청결액 |
| 刷牙 | shuāyá | 양치하다 |

● 饮酒和吸烟

手术前1周需要禁烟酒，术后1个月也要禁烟酒，否则会影响恢复。

● 음주와 흡연

수술 일주일 전부터 금연과 금주가 필요하고 수술 후에도 한달 동안은 금주, 금연을 해야 하는데 그렇지 않으면 회복에 영향을 미칠 수 있습니다.

 당신에게만 공개하는 닥터 정의 현장 메모

턱을 표현하는 중국어는 下巴, 下颌, 颏 3가지가 있습니다. 일반적으로 下巴라는 표현이 下颌, 颏를 통칭하는데, 부위별로 세분화하여 표현하면 颏는 아래턱 부위, 턱끝을 지칭하고 下颌는 하악을 의미합니다. 그래서 무턱이라는 증상을 일반적인 중국어 표현으로 "下巴短小" 혹은 "小下巴", "短下巴"라고 하고, 그 중 교합이 정상인 경우의 무턱은 전문용어로 "이부왜소증""小颏畸形"이라고 표현합니다.

≫ 무턱의 3가지 종류 小下巴的三种情况

矫正小下巴的手术方法根据下巴的状态分为几种。咬合正常，只是下巴短小的小颏畸形(microgenia)和伴随咬合异常的下颌萎缩症(microganthia)，下颌后缩症(mandibular retrognathism)的手术方法有区别。

■■■■ 무턱을 교정하는 방법은 무턱의 상태 별로 몇 가지로 나뉘어 집니다. 치아의 교합은 정상이며 단순히 턱끝만 작은 이부왜소증(microgenia)의 경우와 부정 교합을 동반하고 있는 하악왜소증(microganthia)과 하악후퇴증(mandibular retrognathism)의 경우 수술 방법이 다릅니다.

≫ 단어와 상용어구

小颏矫正术	xiǎokē jiǎozhèngshù	무턱교정술
小颏畸形	xiǎokē jīxíng	이부왜소증
分为	fēnwéi	나누다
牙齿咬合	yáchǐ yǎohé	치아 교합
后缩	hòusuō	뒤로 수축되다
下颌萎缩症	xiàhé wěisuōzhēng	하악왜소증(microganthia)
下颌后缩症	xiàhé hòusuōzhēng	하악후퇴증 (mandibular retrognathism)

255

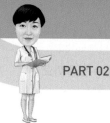

≫ 치아 교합이 정상인 경우와 비정상인 경우
咬合正常和咬合异常的情况

● 咬合正常的情况 – 小颏畸形(microgenia)

牙齿咬合正常的情况下，可通过切开颏尖的骨头向前移动或者植入硅胶假体，脂肪填充，玻尿酸注射等来解决小下巴的问题。

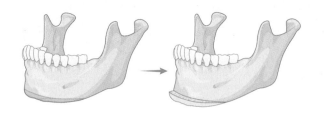

颏部整形 무턱성형

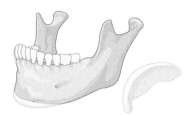

假体植入 무턱 보형물 삽입

● 교합이 정상인 경우– 이부왜소증(microgenia)

치아 교합이 정상인 경우는 턱끝의 뼈를 잘라 앞으로 이동하거나 실리콘과 같은 보형물 삽입, 지방이식, 필러 등의 방법으로 무턱 문제를 해결합니다.

≫ 단어와 상용어구

向前移动	xiàngqián yídòng	앞으로 이동하다
植入	zhírù	삽입하다

● 咬合异常的情况 – 下颌萎缩症(microganthia),下颌后缩症(mandibular retrognathism)

牙齿咬合异常的情况，有下颌萎缩症(microganthia)和下颌后缩症(mandibular retrognathism)。它是除了颏尖的短小以外，下颌骨位于正常下颌骨的后方。所以下颌后缩而小颏突出度变小的原因容易误诊为上颌前突。这种情况需要牙齿矫正的同时，将整个下颌向前移动的下颌后缩症矫正术或者两颌手术来解决问题。

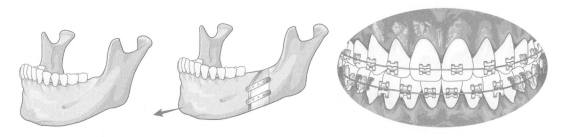

下颌后缩症矫正 하악후퇴증 교정   牙齿矫正 치아교정

● 치아교합이 비정상인 경우 – 하악왜소증(microganthia), 하악후퇴증(mandibular retrognathism)

치아교합이 비정상인 경우는 하악왜소증과 하악후퇴증이 있습니다. 턱끝의 문제 뿐 아니라 하악이 정상 하악골 보다 뒤쪽에 위치합니다. 하악이 뒤로 위축되어 턱끝 돌출도가 작아지므로 상악전돌증으로 오진하기 쉽습니다. 이러한 경우 치과적인 교정치료와 동시에 하악 전체를 앞으로 이동하는 하악후퇴증 교정 수술 혹은 양악수술을 통해 교정하게 됩니다.

>>> 단어와 상용어구

异常	yìcháng	이상하다, 비정상이다
突出度	tūchūdù	돌출도
误诊	wùzhěn	오진하다
上颌前突	shànghé qiántū	상악전돌

257

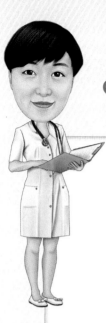

연습 문제

01. 공란에 알맞은 중국어 단어를 기입해 주세요.

[A] 手术是为了使脸部线条更加柔和, 把原本凸出来的面部骨骼截掉或磨削为目的美容手术。

如果说两颌手术是一种追求侧面脸部线条完美的手术的话, [A] 手术可以说是一种追求正面脸部线条完美的手术。

[B] 是切除下颌角的最外层的手术, 下颌角载骨术是切除下颌角最后面棱角部分的手术。

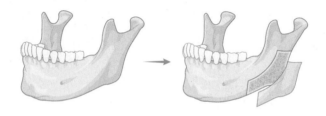

[C] 是下巴尖往后缩进或者不够长的原因下面部看起来很短小的现象, 在医学上称为 [D] (microgenia)。

한국어 단어에 상응하는 중국어를 선택하세요.

02. 사각턱 얼굴
① 国字脸　　② 方形脸　　③ 瓜子脸　　④ 鹅蛋脸

03. 볼처짐
① 子宫下垂　　② 皮肤下垂　　③ 脸颊下垂　　④ 肌肉下垂

04. 출혈량이 많아지다
① 出血量变小　　② 人流量变大　　③ 止血量变大　　④ 出血量变大

05. 광대(골격)

① 颧骨　　　　② 髋骨　　　　③ 颌骨　　　　④ 掌骨

06. 실리콘

① 膨体　　　　② 硅胶　　　　③ 凝胶　　　　④ 骨胶

07. 부정교합

① 交合异常　　② 咬合正常　　③ 咬合异常　　④ 牙合不正

08. 상악을 앞으로 이동하다

① 下颌向前移动　② 上颌向后移动　③ 上颌向下移动　④ 上颌向前移动

09. 지혈하다

① 止血　　　　② 输血　　　　③ 放血　　　　④ 供血

10. 생리 기간을 피하다

① 选择生理期间　② 避开生理期间　③ 避开感冒期间　④ 避开出血期间

11. 가래를 뱉다

① 吐唾液　　　② 吐粘液　　　③ 吐痰　　　　④ 吐血

12. 냉찜질과 온찜질

① 冰袋　　　　② 热袋　　　　③ 冷敷　　　　④ 冷敷和热敷

13. 구강 점막을 절개하다

① 切开口腔粘膜　② 切开牙龈　　③ 切开阴道粘膜　④ 切开睑结膜

정답 ┃ 01. A (面部轮廓) B (下颌角外板切除术) C (小下巴 혹은 短下巴, 下巴短小) D (小颏畸形)　02.①②
　　　03.③　04.④　05.①　06.②　07.③　08.④　09.①　10.②　11.③　12.④　13.①

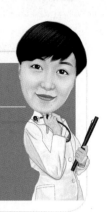
새로운 인생을 살고 싶어요... _ 양약수술
"我要新的人生..."

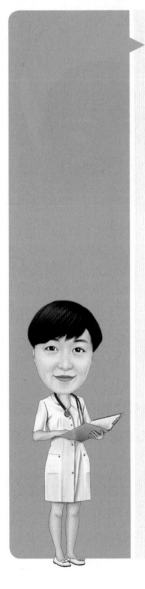

많은 성형수술 중 수술 후 가장 큰 변화를 느낄 수 있는 수술이 바로 양약수술입니다. 최근 "렛미인"이라는 프로그램을 통해 일반인들과 중국인들도 이 수술의 위력을 잘 알게 되었습니다. 브라운관을 통해 비춰지는 환자들의 변신은 화려하지만 그 이면에는 눈물겨운 수술과정과 회복과정이 있습니다. 하지만 그럼에도 불구하고 양약수술을 선택하시는 환자분들은 매우 절박한 마음으로 "새로운 인생"을 살기 위한 선택인 경우가 많습니다. 일부 연예인들이 단지 미적인 이미지 변신을 위해 양약수술을 하여 대중들에게 곱지 않은 눈총을 받는 경우도 있지만 양약수술은 상악과 하악, 치아의 이상발육 등의 선천적인 문제를 교정할 수 있는 신이 주신 선물이라고 생각합니다.

일반인들이 필러와 보톡스를 잘 구별하지 못하듯 양약수술과 윤곽수술을 혼동하는 경우가 많습니다. 그래서 중국인들도 두 가지 수술을 분별하지 못하고 병원 선택을 잘못하여 시간을 낭비하는 경우가 많습니다. 양약수술과 윤곽수술의 차이를 정확하게 숙지하고 설명할 수 있어야 합니다.

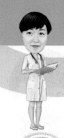

01 닥터 정이 상담해 드립니다!

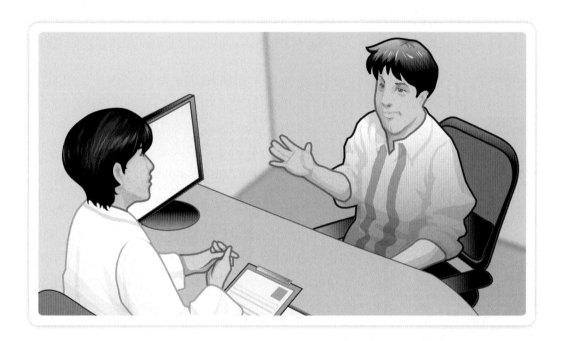

≫ 양악수술 两颌手术

🔘 患　者：就算没有办法能变成最美丽的脸型，我也想把我的脸变得正常一点，
可以做到吗？

郑医生：当然可以！ 看您的X光片给你解释一下。在面颅骨上标记的从中央线
来看，鼻尖、人中，下巴都明显的向左偏斜，而且面部下半部分对于整
个面部来说偏长。

（看X光照片咨询）

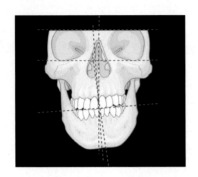

- 患　者：对！看照片更恐怖啊~

  郑医生：比您更严重的患者都通过手术变漂亮了。像您这样上、下颌同时不对
  称的情况需要两颌手术。

- 患　者：能看一下跟我类似患者的对比照片吗？我非常紧张，不放心啊。

  郑医生：以前做过的患者当中，他本人同意公开照片的几个案例给您看看。看，
  这位男士也不对称的面部经过手术后变得很漂亮了。

（看几张两颌手术的实际案例照片）

- 患　者：啊！就是！看了几张实际案例我就有一点放心。我真的考虑了好长时
  间以后才做决定的。那，用什么方式来做手术啊？

  郑医生：首先要做上颌矫正术，然后以上颌为基准前后移动下颌，让上、下颌对
  称。还需要做调整颏尖长度和对称度的手术，最后为了达到面部线条
  的美感，同时要做下颌角手术。

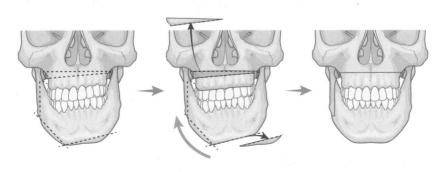

263

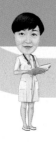

患　者：应该非常疼的吧?

郑医生：两颌手术是需要全身麻醉的。手术过程没有疼痛但是清醒了会一段时间疼的。您不要太担心，术后住院医疗人员会给您很细心的照顾和精心的护理的。

환　자：아름다운 얼굴 라인은 아니더라도 저는 정상적인 얼굴형이 되고 싶어요. 가능할까요?

닥터 정：물론 가능해요! 엑스레이 사진을 보면서 설명을 드릴게요. 안면부 골격 상에 표시한 것을 보시면 중앙선에서 코끝과 인중, 턱 중앙이 왼쪽으로 많이 삐뚤어져 있고 하면부가 전체 얼굴 길이에 비해 길지요.

(엑스레이 사진을 봅니다)

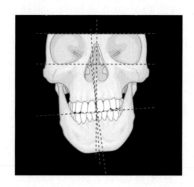

환　자：네. 뼈 사진 정말 공포스럽네요.

닥터 정：이보다 더 심한 분들도 수술을 통해서 좋아지셨어요. 환자분처럼 상악과 하악이 모두 비대칭인 경우 양악을 모두 수술해야 해요.

● 환   자 : 혹시 저랑 비슷한 분의 전후 사진을 볼 수 있을까요? 너무 긴장되고 마음이
          놓이지 않아요.

  닥터 정 : 기존에 하신 분들 중 사진 공개 동의를 받은 환자 분들의 사진을 몇 장 보여 드
          릴게요. 이분도 비대칭인데 남성 분이세요. 수술 후 정말 멋지게 변하셨어요.

          (컴퓨터 모니터를 통해 몇 장의 예시 사진을 봅니다)

● 환   자 : 아! 그렇군요. 여러 장의 사진을 보니까 좀 마음이 놓이긴 하네요. 정말 긴 시
          간 고민하고 결정했어요. 어떤 방법으로 수술하나요?

  닥터 정 : 우선 윗턱부터 정상적인 위치로 교정하고 바로 잡은 윗턱을 기준으로 아래
          턱을 전후방으로 이동시켜 대칭을 만듭니다. 턱끝의 길이와 대칭을 다시 맞
          추는 수술이 필요하고 얼굴 라인을 아름답게 하기 위해 사각턱 수술을 동반
          해서 수술을 하게 됩니다.

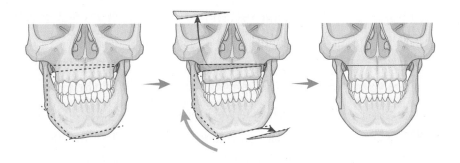

● 환   자 : 매우 아프겠죠?

  닥터 정 : 양악수술은 전신마취를 합니다. 수술 중의 통증은 없으나 수술 후 통증은 있
          습니다. 하지만 수술 후 입원 기간 동안 의료진이 세심하게 관리를 해드릴 거
          니까 너무 걱정하지 않으셔도 돼요.

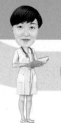
▶▶ 단어와 상용어구

面颅骨	miànlúgǔ	얼굴 뼈
标记	biāojì	표시하다, 표시
向左	xiàngzuǒ	왼쪽으로
倾斜	qīngxié	기울어지다, 삐뚤다
中央线	zhōngyāngxiàn	중앙선
人中	rénzhōng	인중
偏长	piāncháng	치우치게 길다
调整	tiáozhěng	조정하다
恐惧	kǒngjù	무섭다
不对称	bùduìchèn	비대칭
对比照片	duìbǐ zhàopiàn	전후 사진
紧张	jǐnzhāng	긴장하다
放不下心	fàngbuxià xīn	마음을 놓을 수 없다
同意	tóngyì	동의하다
公开照片	gōngkāi zhàopiàn	사진을 공개하다
实际案例	shíjì ànlì	실제 예시
上颌为基准	shànghé wéi jīzhǔn	상악을 기준으로
前后移动	qiánhòu yídòng	전후 이동하다
调整	tiáozhěng	조정하다
颏尖长度	kējiān chángdù	턱끝 길이
清醒	qīngxǐng	의식을 회복하다
医疗人员	yīliáo rényuán	의료진
细心	xìxīn	세심하다

02 기본을 다져야

>>> 양악수술이란? Orthognathic Surgery 两颌手术是什么?

'两颌手术'不是专门医学用词, 而是 '口腔颌面外科手术'范围里的一些手术的统称, 即是用颌骨矫正术的方法, 对非正常发育的上、下颌同时截骨再复位的手术方法。简单的说就是截断上、下颌骨, 使颌骨移动再固定到正常咬合位, 矫正颌骨位置以及外观的手术方法。这种手术不仅是因生活上的不便或障碍而进行的治疗, 最近还掀起了从艺人到普通人, 单纯以 '美容'为目的来做整形的热潮。

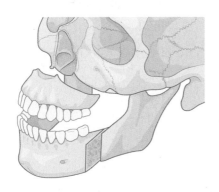
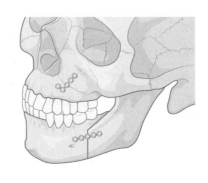

■■■■ '양악수술'은 전문 의학 용어는 아니며 '구강악안면외과 수술'의 범주 내의 수술들을 통칭합니다. 즉 턱교정술의 방법으로 비정상적으로 발달한 위턱과 아래턱을 동시에 절골하여 재복원하는 수술법입니다. 간단하게 말하자면 위턱과 아래턱을 자른 뒤 정상 교합에 맞게 턱뼈를 이동, 재고정시켜 턱의 위치와 외관을 바로잡는 수술입니다. 이 수술은 생활의 불편함이나 장애를 위한 치료일 뿐만 아니라 최근에는 연예인부터 일반인까지 단순 '미용'을 목적으로 하는 미용성형으로서의 열풍이 불고 있습니다.

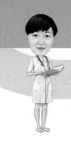
≫ 단어와 상용어구

两颌手术	liǎnghé shǒushù	양악수술
两颚手术	liǎng è shǒushù	양악수술
正颌手术	zhènghé shǒushù	양악수술
双颚手术	shuāng è shǒushù	양악수술
正畸手术	zhèngjī shǒushù	양악수술
口腔颌面外科手术	kǒuqiāng hémiàn wàikē shǒushù	구강악안면 수술 (oral and maxillofacial surgery)
颌骨矫正术	hégǔ jiǎozhèngshù	턱교정술
截骨	jiégǔ	절골하다
正常咬合位	zhèngcháng yǎohéwèi	정상적인 교합 위치
截断	jiéduàn	자르다
掀起	xiānqǐ	일다, 불러 일으키다
艺人	yìrén	연예인
热风	rèfēng	열풍

≫ 구강악안면외과란? 口腔颌面外科

口腔颌面外科是指对口腔颌面部组织器官因各种原因所致的感染, 损伤, 畸形及肿瘤等的疾病进行准确的诊断, 并通过外科手术和其他辅助治疗, 追求审美性修复以及功能性恢复的学科。

▪■▪■▪ 구강악안면외과는 구강악안면 부위에 각종 원인으로 발생하는 감염, 손상, 기형 및 종양 등의 질병을 올바르게 진단하고 또 외과적 수술과 보조적 치료를 통해 심미적 복원 및 기능적 회복을 추구하는 분야입니다.

≫ 단어와 상용어구

口腔颌面外科	kǒuqiāng hémiàn wàikē	구강악안면 외과
组织器官	zǔzhī qìguān	조직기관
准确的诊断	zhǔnquè de zhěnduàn	정확한 진단
口腔器官	kǒuqiāng qìguān	구강기관
颌面	hémiàn	악안면
肿瘤	zhǒngliú	종양
辅助治疗	fǔzhù zhìliáo	보조치료
追求	zhuīqiú	추구하다
审美性	shěnměixìng	심미적인

≫ 꼭 알아야 하는 양악의 해부학 명칭
两颌部位必须得掌握的解剖学名称

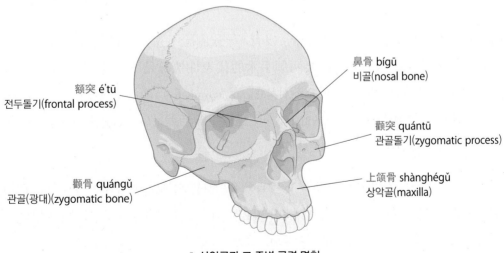

鼻骨 bígū
비골(nosal bone)

额突 é'tū
전두돌기(frontal process)

颧突 quántū
관골돌기(zygomatic process)

颧骨 quángǔ
관골(광대)(zygomatic bone)

上颌骨 shànghégǔ
상악골(maxilla)

✚ 상악골과 그 주변 골격 명칭

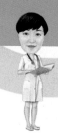

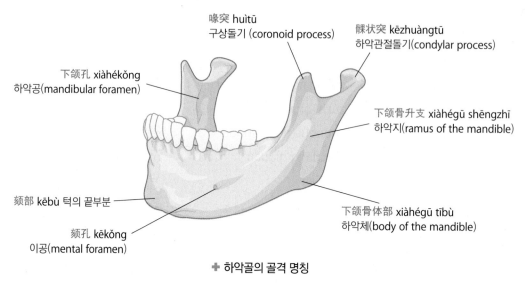

喙突 huìtū
구상돌기 (coronoid process)

髁状突 kēzhuàngtū
하악관절돌기(condylar process)

下颌孔 xiàhékǒng
하악공(mandibular foramen)

下颌骨升支 xiàhégū shēngzhī
하악지(ramus of the mandible)

颏部 kēbù 턱의 끝부분

下颌骨体部 xiàhégū tǐbù
하악체(body of the mandible)

颏孔 kēkǒng
이공(mental foramen)

✚ 하악골의 골격 명칭

03 양악수술 키워드

≫ 양악수술이 필요한 얼굴 需要两颌手术的脸

两颌骨手术是针对因上、下颌的异常发育，导致侧脸不完美的患者，进行治疗并得到有"蜕变性"效果的手术。需要两颌手术的代表性情况是下颌前突症(mandibular prognathism：地包天，反颌)，颜面不对称(facial asymmetry)，两颌前突症(mouth protrusion：凸嘴)，下颌萎缩症(microganthia：小下巴)，下颌后缩症(mandibular retrognathism：小下巴)，长脸(long face)等。

▬▬▬ 양악수술은 상악과 하악의 이상 발육이 원인으로 옆 모습에 문제가 있을 때 극적인 효과를 볼 수 있는 수술입니다. 양악수술이 필요한 대표적인 경우는 하악전돌증(주걱턱), 비대칭, 양악전돌증(돌출입), 하악왜소증(무턱), 하악후퇴증(무턱), 긴얼굴 등입니다.

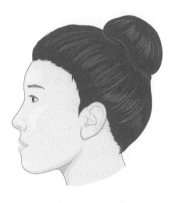

下頜前突症 하악전돌증(주걱턱)

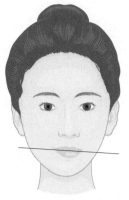

顔面不対称 안면부 비대칭

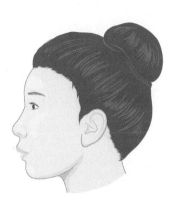

両頜前突症 양악전돌증(돌출입)

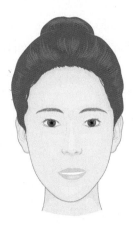

长脸 긴얼굴

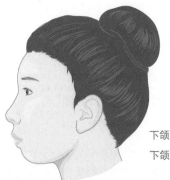

下頜萎缩症 하악왜소증(microganthia)
下頜后缩症 하악후퇴증(mandibular retrognathism)

✚ 양악수술이 필요한 얼굴

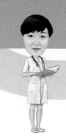
>>> 단어와 상용어구

蜕变性效果	tuìbiànxìng xiàoguǒ	극적인 변화 효과
下颌前突症	xiàhé qiántūzhēng	하악 전돌증
地包天	dìbāotiān	주걱턱
反颌	fǎnhé	주걱턱
颜面不对称	yánmiàn bùduìchèn	안면부 비대칭
两颌前突症	liǎnghé qiántūzhēng	양악 전돌증
凸嘴	tūzuǐ	돌출입
下颌萎缩症	xiàhé wěisuōzhēng	하악왜소증
下颌后缩症	xiàhé hòusuōzhēng	하악후퇴증
长脸	chángliǎn	긴얼굴

 양악수술 묻고 답하기

>>> 有关两颌手术的问答

问 上颌下颌分别是什么啊?

答 上颌就是上颌骨, 俗称"上颚", 下颌就是下颌骨, 俗称为"下颚"。

问 下面部指哪部分呢?

答 脸部分为上面部, 中面部和下面部。下面部是指鼻尖到颏尖之间的组织结构。

Q 상악은 무엇이고 하악은 무엇인가요?

A 상악은 상악골을 말하며 속칭 윗턱, 하악은 하악골을 말하며 속칭으로 아래턱이라고 합니다.

Q 하면부는 어디를 말하는 것인가요?

A 얼굴은 상면부 중면부 하면부로 나눌 수 있는데 하면부는 코끝부터 턱끝 사이의 조직 구조를 가리킵니다.

➤➤ 단어와 상용어구

上颌骨	shànghégǔ	상악골
上颚	shàng'è	윗턱
下颌骨	xiàhégū	하악골
下颚	xià'è	아랫턱
解剖位置	jiěpōu wèizhì	해부학적 위치
上面部	shàngmiànbù	상면부
中面部	zhōngmiànbù	중면부
下面部	xiàmiànbù	하면부

问 术后牙齿一定要矫正吗?

答 术后若牙齿咬合良好也可以不做矫正, 但为了使颌骨和牙齿在移动的位置上永久性的固定, 通常还是矫正一下较好。牙齿矫正是两颌手术约1个月后开始, 矫正的时间大约为6个月以上。

问 术后会留疤吗?

答 通过口腔内切开法进行的手术, 外表看不到瘢疤。

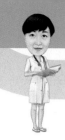

Q 양약수술 후 치아 교정은 반드시 해야 하나요?

A 수술 후 치아 교합이 완벽할 경우는 교정을 안해도 되지만 턱과 치아가 이동한 위치에서 영구적으로 자리를 잘 잡을 수 있도록 잡아주는 목적도 있으므로 교정을 하는 것이 좋습니다. 치아 교정은 양약수술 후 약 1개월 경과 시점에 시작하는데 교정 기간은 약 6개월 이상입니다.

Q 수술 후 흉터가 남나요?

A 구강 절개를 통해 수술하므로 외부로 보이는 흉터는 없습니다.

≫ 단어와 상용어구

良好	liánghǎo	양호하다
永久性	yǒngjiǔxìng	영구성
固定	gùdìng	고정하다
留疤	liúbā	흉터를 남기다

问 术后能吃饭吗?

答 术后第2周拆口腔内的线。所以这之前只能吃水样的流食, 2周后开始可以吃些粥等半流质的食物。1个月左右可以正常吃饭, 但是不要吃太硬的食物。

问 手术时间是多久呢?

答 手术从全身麻醉开始算起大约需要3小时。直到麻醉完全清醒前, 必须在恢复室接受院长和护士的护理。醒了以后要去住院部接受三天两夜的住院治疗。

Q 수술 후에 식사를 할 수 있나요?

A 수술 후 2주째 구강 내의 실밥을 제거합니다. 그 때까지 물에 가까운 유동식을 하셔야

274 닥터 정과 함께하는 퍼펙트 의료중국어

하고 2주 후부터 죽 등의 반유동식의 음식을 드시면 됩니다. 1달 정도면 일반적인 식사가 가능하지만 딱딱한 음식은 삼가주세요.

Q 수술 시간은 얼마나 걸리나요?

A 수술은 전신마취가 시작된 후부터 3시간 정도 필요합니다. 마취가 풀릴 때 까지 회복실에서 원장님과 간호사의 케어를 받아야 합니다. 마취에서 깨어나면 2박 3일 동안 입원 치료를 받습니다.

≫ 단어와 상용어구

半流质食物	bàn liúzhì shíwù	반유동식 음식물
直到	zhídào	쭉 ~에 이르다(시간)
恢复室	huīfùshì	회복실
接受	jiēshòu	받다
三天两夜	sāntiān liǎngyè	2박3일
住院治疗	zhùyuàn zhìliáo	입원치료

问 两颌手术几岁开始可以做?

答 女性是17岁, 男性是19岁面部骨骼的生长发育完毕, 其后就可以做手术了。

问 不做两颌手术, 只通过牙齿矫正的方法能不能矫正反颌?

答 反颌是面部骨骼性异常咬合, 所以不能通过只做牙齿矫正来矫正。

Q 양악수술은 몇 살부터 가능한가요?

A 여성의 경우 17세, 남성의 경우 19세가 되어야 얼굴 뼈의 성장이 완료되므로 그 이후에 할 수 있습니다.

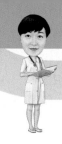

Q 양악수술 대신 치아 교정만으로 주걱턱 교정이 안되나요?

A 주걱턱은 안면부의 골격성 부정교합이므로 치아 교정만으로 교정할 수는 없습니다.

≫ 단어와 상용어구

| 骨骼 | gǔgé | 골격 |
| 完毕 | wánbì | 완료하다 |

问 两颌手术后咽喉肿痛的原因是什么?

答 手术中为了确保呼吸畅通，会在气管内插入气管插管。这些操作会引起咽喉的损伤，而导致术后水肿，并出现呼吸困难和咽喉痛。

问 两颌手术是必须得在整形外科做吗?

答 准确的说两颌手术是口腔科的领域，但是考虑目前整形美容行业的发展趋势，关键是选择具有口腔颌面外科专科医生和正畸科专科医生的医院，同时也要有整形外科专科医生，麻醉科专科医生的紧密会诊。

Q 양악수술 후 목이 붓고 아픈 이유는 무엇인가요?

A 수술 중 기도 확보를 위해 기도에 호스를 집어넣습니다. 이 조작 과정에서 인후 점막이 손상이 되면 붓기 때문에 수술 후 한동안 호흡이 불편하고 목이 아픕니다.

Q 양악수술은 꼭 성형외과에서 하나요?

A 정확하게 말하면 양악은 치과의 영역이라고 할 수 있습니다. 하지만 현재 성형미용 분야의 발전 경향을 고려했을 때, 구강악안면외과 전문의와 교정과 전문의가 있는 병원을 선택하는 것이 중요하며 동시에 성형외과 전문의, 마취과 전문의와도 긴밀하게 협진해야 합니다.

≫ 단어와 상용어구

咽喉肿痛	yānhóu zhǒngtòng	인후가 부어올라 아픈 통증
确保	quèbǎo	확보하다
呼吸畅通	hūxī chàngtōng	호흡이 통하다
气管	qìguǎn	기도
氧气	yǎngqì	산소
操作	cāozuò	조작하다, 조작
口腔科	kǒuqiāngkē	칫과
正畸科	zhèngjīkē	교정과
会诊	huìzhěn	협진하다

05 양악수술 전 꼭 말해줘야 하는

≫ 수술 후 주의사항 术后注意事项

● 请保持头部高脚低卧位，这样有助于术后恢复和消肿。

● 手术后3~4天，请用冰袋敷术区助于消肿，4天以后热敷术区可有助于恢复。

● 누워 계실 때는 머리 부위는 높고 다리는 낮은 자세를 유지하는 것이 수술 후 회복이나 붓기 개선에 도움이 됩니다.

● 수술 후 3~4일 동안은 냉찜질로 붓기를 관리하시고 4일 후부터는 온찜질로 관리하는 것이 좋습니다.

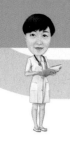

≫ 단어와 상용어구

心脏	xīnzàng	심장
术区	shùqū	수술 부위

●手术当天需要禁食，术后6小时才可以喝水。术后第2天开始进流食。

●为了让伤口快速恢复，防止炎症的发生，每次饭后用口腔清洁液进行漱口，保持口腔清洁。

●수술 당일은 금식이며 수술 6시간 뒤에 물을 마실 수 있습니다. 수술 다음 날 유동식으로 식사하실 수 있습니다.

●입안의 빠른 회복과 염증예방을 위해 반드시 식후 구강 소독액으로 헹구어 청결을 유지하시기 바랍니다.

≫ 단어와 상용어구

禁食	jìnshí	금식하다
喝水	hēshuǐ	물 마시다
漱口	shùkǒu	가글하다, 입을 헹구어 내다

●术后2周内可以简单洗浴，术后1个月才能泡澡或桑拿。

●剧烈运动至少要等到一个月后才能进行。

●为了预防感染，请一定准时服用医院开的药。

●术后2周后可以刷牙，但避免碰到口腔内的伤口，需要使用软毛及小牙刷。

● 수술 후 2주 내에는 간단한 샤워만 가능하며 1개월이 경과한 후에 탕목욕 혹은 사우나를 하실 수 있습니다.

● 강한 운동은 최소 1개월 후에 가능합니다.

● 감염을 막기 위해서 처방받으신 약을 꼭 시간에 맞춰 복용해 주시기 바랍니다.

● 수술 2주 후 양치를 할 수 있으나 연모로 된 작은 칫솔로 입안의 절개 부위를 조심하여 양치합니다.

≫ 단어와 상용어구

准时服用	zhǔnshí fúyòng	시간에 맞춰 복용하다
医院开的药	yīyuàn kāi de yào	병원이 처방한 약
刷牙	shuāyá	양치하다
软毛	ruǎnmáo	연모
小牙刷	xiǎoyáshuā	작은 칫솔

 당신에게만 공개하는 닥터 정의 현장 메모

≫ 양악수술과 안면윤곽수술의 차이점
两颌手术和面部轮廓手术的不同点

面部轮廓手术只是削骨的手术, 而两颌手术是截骨并且重新组装的手术。面部轮廓手术美容的目的强, 但两颌手术是除了美容的目的以外, 还得考虑解决上、下颌骨功能异常的问题。

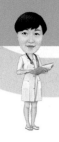
▪▀▀▀▪ 양악수술과 안면윤곽수술의 차이

안면윤곽수술은 뼈를 깎는 개념이라면 양악수술은 뼈를 잘라 조립하는 수술입니다. 안면
윤곽수술은 미용적인 목적이 강하지만 양악수술은 미용적인 목적 이외에 상하악의 기능이
상 문제를 고려하여 해결합니다.

≫ 단어와 상용어구

削骨	xiāogū	뼈를 깎아내내다
并且	bìngqiě	또한, 그리고
重新组装	chóngxīn zǔzhuāng	다시 조립하다
功能异常问题	gōngnéng yìcháng wèntí	기능이상 문제

≫ 조화로운 얼굴의 비율 美丽面部的比率

第一, 下唇缘位于鼻尖与颏尖连线上, 上唇前缘则略偏后于该连线, 或两者均略偏后。

▪▀▀▀▪ 첫째, 아랫입술 가장자리는 코끝과 턱선 상에, 윗입술 가장자리는 이 선에서 약간
뒤에 있거나 혹은 둘 다 약간 뒤에 있는 것이 좋습니다.

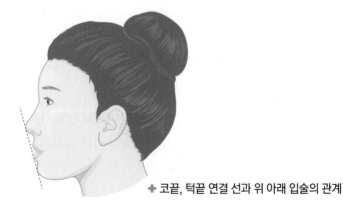

＋ 코끝, 턱끝 연결 선과 위 아래 입술의 관계

第二，在正面和侧面看，下面部从鼻尖到上唇和下唇到颏尖的比率是1：2的时候最为美观。

████ 둘째, 정면과 측면에서 볼 때 하면부의 비율이 코끝부터 윗입술까지와 아랫입술과 턱까지의 비율이 1 : 2의 비율일 때 아름답습니다.

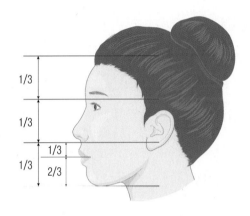

≫ 기초 검사시 필요한 중국어 基础检查常用的中国话

● 需要制作牙齿模型。请你使劲咬一下这个部位等10分钟。
치아 모형을 뜨려고 합니다. 치아로 이 부분을 힘껏 물고 10분간 대기하여 주십시오.

● 应该是难忍的，希望您尽量坚持一下。
힘드시겠지만 조금만 참아주세요.

● 请带一下发带。
머리에 헤어밴드를 해주세요.

● 请洗一下脸。
얼굴 세안을 해주세요.

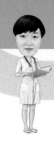

● 需要拍几张基础照片，希望您配合一下。
  여러장의 사진을 찍겠습니다. 협조 부탁드립니다.

● 为了照一下您的咬合情况，请您咬着道具看正前方。
  치아 교합 정상여부 상태를 사진으로 찍으려고 합니다. 이 기구를 입에 물고 정면을 보
  시기 바랍니다.

● 请您自然的注视正前方。
  정면을 자연스럽게 응시해 주십시오.

● 请将下巴往回收一下。
  턱을 조금 내려 주십시오.

● 请您坐一下45度位置。
  45도 각도로 앉아 주십시오.

● 请您坐一下90度位置。
  90도 각도로 앉아 주십시오.

● 请您仰头注视一下天花板。
  턱을 들어 천장을 주시해 주십시오.

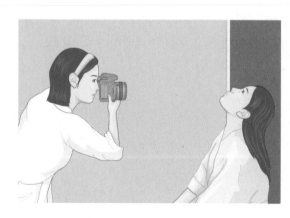
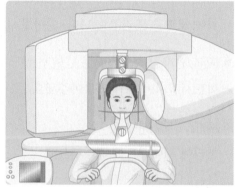

● 拍一下X光和CT。

엑스레이와 씨티 촬영을 하겠습니다.

● 请您站在这个位置保持身体直立。

이 위치에 똑바로 서 주세요.

● 请不要动。

움직이지 마세요.

≫ 단어와 상용어구

牙齿模型	yáchǐ móxíng	치아 모형
难忍	nánrěn	참기 힘들다
仰头	yǎngtóu	머리를 들다
发带	fàdài	헤어밴드
注视	zhùshì	주시하다
拍	pāi	촬영하다
天花板	tiānhuābǎn	천장
指定	zhǐdìng	지정하다
位置	wèizhì	위치
直立	zhílì	직립하다
希望您配合	xīwàng nín pèihé	협조 바랍니다

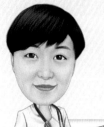

연습 문제

01. 해부도 상의 A~E 부위의 중국어 명칭을 순서대로 기입해 주세요.

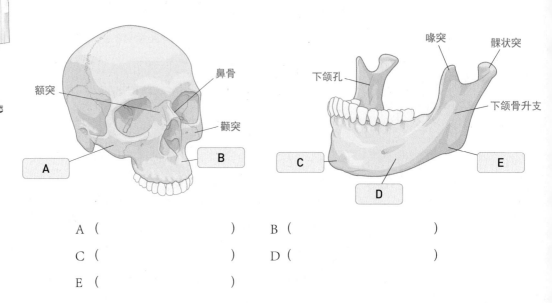

A (   )   B (   )

C (   )   D (   )

E (   )

한국어 단어에 상응하는 중국어를 선택하세요.

02. 양악수술

① 两颌手术   ② 两颚手术   ③ 正颌手术

④ 双颚手术   ⑤ 正畸手术

03. 정상적인 교합 위치

① 正常咬合位   ② 颌骨矫正术

③ 正常组装位置   ④ 正常支持位置

04. 구강악안면외과

① 牙科   ② 口腔颌面外科手术

③ 矫正科   ④ 整形外科

05. 주걱턱

① 地包天   ② 勺子   ③ 反颌   ④ 下颌前突症

06. 돌출입

① 颜面不对称   ② 两颌前突症   ③ 凸嘴   ④ 长脸

07. 반유동식 음식물

① 流动质食物   ② 清汤   ③ 红糖水   ④ 半流质食物

08. 심전도

① 心电图   ② 肝功检查   ③ 血常规   ④ 尿常规

09. 뼈를 깎아내내다

① 切骨   ② 削骨   ③ 磨骨   ④ 颧骨

10. 약을 처방하다

① 买药   ② 煮汤药   ③ 中成药   ④ 开药

11. 치아교정

① 牙齿矫正   ② 拔牙   ③ 种植牙   ④ 瓷贴面

정답 | 01. A (颧骨) B (上颌骨) C (额部) D (下颌骨) E (下颌角)　02. ①②③④⑤　03. ①　04. ②
05. ①③④　06. ②③　07. ④　08. ①　09. ②③　10. ④　11. ①

285

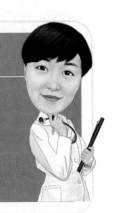

멘토사 보형물과 맥건사 보형물 중 어느 것이 좋은가요?

"曼托的假体好还是麦格的好?"_ 가슴성형

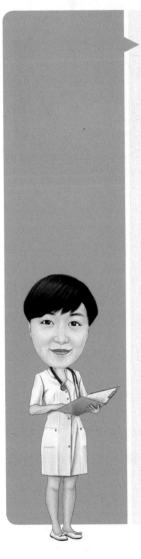

중국인과 성형 상담을 할 때 보형물의 브랜드명 혹은 제조사명으로 첫 대화를 시작하는 경우가 많습니다. 중국은 보형물의 브랜드에 따라 성형 수가도 구분됩니다. 중국 출장시 도로변의 병원 광고에서도 심심찮게 보형물 브랜드별 단가가 노출되어 있는 것을 발견할 수 있습니다. 그래서 중국인을 상담할 때는 중국어로 보형물의 생산국과 브랜드명 정도는 알아야 중국 고객의 요구 사항을 정확하게 파악할 수 있습니다. 중국어의 특성상 외국어를 음역으로 표기하므로 중국인들이 말하는 수입 보형물의 중국어 브랜드명을 공부하지 않고 바로 알아듣기는 쉽지 않습니다. 중국인들이 선호하는 가슴 보형물 제조사는 미국의 엘러건사와 맥건사, 영국의 네이거 등이 있습니다.

중국인들은 과장된 가슴보다 자연스러운 크기의 가슴을 원하는 경우가 대부분이며 수술 후 환자들의 컴플레인 중 가슴크기에 대한 것이 많은 편이므로 의료진과 상담할 때 크기에 대한 구체적인 시뮬레이션이 필요합니다.

287

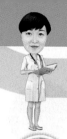
01 닥터 정이 상담해 드립니다!

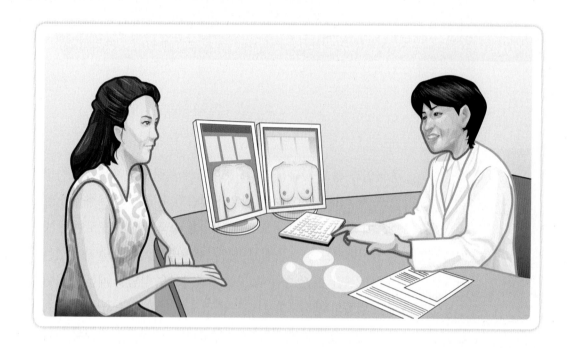

≫ 보형물 가슴 확대술 假体隆胸手术

◉ 郑医生 : 你好, 您想咨询什么问题?

患　者 : 我生完孩子以后胸部变得比以前小了, 我不要求很大的胸, 只是想要有个外形良好, 并且适合我的胸就可以了。

◉ 郑医生 : 胸部手术是需要全身麻醉的高难度手术, 手术前必须得做身体基础测量和血液检查、心电图、胸部X片、乳房精密拍摄、乳房超声波等检查。请您先去更衣室换衣服, 护士会帮您做检查。

患　者 : 好的, 我知道了。

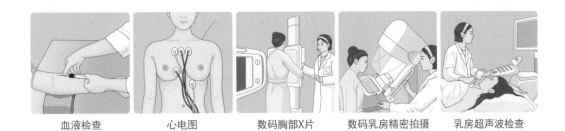

血液检查   心电图   数码胸部X片   数码乳房精密拍摄   乳房超声波检查

（第2天在诊疗室）

🔘 郑医生：检查结果出来了，血液检查、心电图 X片等都正常。手术前再通过商
　　　　　谈决定一下用哪一种假体，在哪个部位开刀，还有放多大的假体。

　患　者：现在哪种假体比较安全又比较好呢？

🔘 郑医生：最近最常用的假体是高凝聚性硅胶假体(cohesive gel)。比之前的生理盐
　　　　　水更安全，副作用也更小。形状有圆形和水滴形的，根据表面的质地不
　　　　　同分为毛面的和光面的。

　患　者：什么样的对我最合适啊？

🔘 郑医生：每种假体都有优缺点，而且不同的医生会通过自己的临床经验推荐不
　　　　　同的假体。考虑你的胸廓大小和弯曲度，身高，体重等我觉得您适合用
　　　　　250cc大小的硅胶材质，毛面圆形假体。

　患　者：我平时穿的胸罩型号是B杯，但是觉得有一点大。术后能穿多大杯？

🔘 郑医生：植入250cc假体的话就会满B杯的。

　患　者：啊！太好了，我就喜欢那个大小的！我听说水滴形的假体最好，我想
　　　　　用那个。

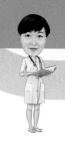
郑医生：水滴形假体是最新出的假体，但是不太适合您。相对您的身高来说您太瘦，如果用水滴形的话，胸部的上面就看起来很小而且不漂亮。

患　者：啊，是这样啊。我朋友在国内用麦格的假体，她说术后手感非常好，我也要用麦格(McGhan)的假体。有正品货吗？

郑医生：有的。我们医院有麦格的产品。

患　者：对我来说手术切口选哪最合适呢？

郑医生：因为您已经结婚了，建议乳房下缘切开的方法植入更好一些。

患　者：术后疤痕很明显吗？

郑医生：术后过1年左右疤痕就会淡化到几乎消失的程度。

患　者：放假体的话不会有副作用吗？我听说还会变硬。

郑医生：假体对于身体来说是异物，所以有可能出现包膜挛缩(capsular contracture)的现象，但是选择适合您的假体，再加上后期精心护理，不会有副作用的。

患　者：什么时候开始按摩？

郑医生：您使用的是毛面假体，不必术后按摩。

患　者：我2周后要回国，这期间能恢复到什么程度？

郑医生：手术后第7天拆线，之后复诊2~3次，就可以回国，正常上班了。

닥터 정：안녕하세요. 어떤 문제로 내원하셨습니까?

환　자：출산을 하고 나니까 출산 전보다 가슴이 더욱 작아졌습니다. 너무 큰 가슴 보다 모양이 예쁘고 또 저에게 잘 맞는 가슴이면 좋겠어요.

● 닥터 정 : 가슴 수술은 전신마취가 필수인 고난도의 수술이므로 수술 전 기본 신체 계
측과 혈액검사, 심전도, 흉부 엑스레이, 유방정밀촬영, 유방초음파 검사를 해
야 합니다. 먼저 탈의실에서 옷을 갈아 입으시면 간호사가 검사를 도와드릴
거예요.

환　자 : 네. 알겠습니다.

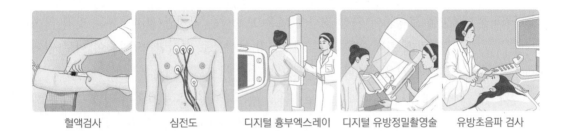

| 혈액검사 | 심전도 | 디지털 흉부엑스레이 | 디지털 유방정밀촬영술 | 유방초음파 검사 |

(다음 날 진료실)

● 닥터 정 : 검사 결과가 나왔습니다. 혈액검사와 심전도, 엑스레이 등의 검사는 모두 정
상입니다. 수술 전 상담을 통해 어떤 종류의 보형물을 어느 곳을 절개하여 어
느 정도의 크기로 삽입할 것인 가를 결정해야 합니다.

환　자 : 최근에 가장 안전하고 좋은 보형물은 어떤 것이 있나요?

● 닥터 정 : 최근에 가장 많이 쓰는 보형물은 코히시브겔입니다. 기존의 식염수보다 안전
하고 부작용이 적은 보형물입니다. 모양은 라운드와 물방울 모양이 있고, 표
면의 상태에 따라 텍스처와 스무드가 있습니다.

환　자 : 어떤 보형물이 저에게 가장 적합할까요?

● 닥터 정 : 각 보형물마다 장단점이 있고 의사마다 임상을 통해 추천하는 보형물이 다를
수는 있습니다. 환자분의 흉곽 넓이와 만곡도, 신장, 몸무게 등을 고려했을
때 가슴은 250cc 정도 사이즈의 코헤시브겔 제재의 텍스처, 라운드형 보형물
이 적합하다고 생각합니다.

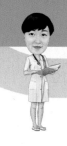

환　자 : 제가 평소 착용하는 브래지어가 B컵인데 좀 큰 편이에요. 수술하고 나면 어느 정도 커지나요?

닥터 정 : 250cc 보형물을 넣으시면 B컵 브래지어가 꽉 찰 정도의 사이즈입니다.

환　자 : 아! 좋아요. 그 정도면 제가 바로 원하던 사이즈예요. 들기로 물방울 보형물이 제일 좋다고 하던데 그걸로 하고 싶어요.

닥터 정 : 물방울 보형물이 가장 최근에 나온 보형물은 맞지만 환자분께는 맞지 않습니다. 키에 비해 너무 마른 체형이라 물방울로 하시면 윗 가슴이 너무 없어 보여 예쁘지 않습니다.

환　자 : 아 그래요. 친구가 맥건사 보형물로 했는데 수술 후에 감촉이 정말 좋다고 해요. 저도 맥건(McGhan)사 것으로 하고 싶은데요. 맥건사 정품 있나요?

닥터 정 : 있습니다. 저희 병원은 맥건사의 제품을 보유하고 있습니다.

환　자 : 저의 경우 보형물을 어디로 삽입하면 좋을까요?

닥터 정 : 고객님은 이미 결혼을 하셨으니 유방하단 절개 방식으로 삽입하는 것을 권해드려요.

환　자 : 흉터가 많이 남나요?

닥터 정 : 상처는 1년 정도 지나면 거의 흐려져 안보입니다.

환　자 : 보형물을 넣었을 때 부작용은 없나요? 딱딱해지기도 한다고 들었습니다.

닥터 정 : 보형물은 신체로 보았을 때 이물질이라 구형구축이 올 수도 있지만 고객님께 맞는 보형물을 선택하고 후 관리를 잘해주면 부작용은 없습니다.

환　자 : 마사지는 언제부터 하는 것이 좋나요?

닥터 정 : 고객님은 텍스처 보형물을 삽입하셔서 마사지는 하시지 않으셔도 됩니다.

환　자 : 제가 2주 후에 귀국해야 하는데 그 기간 동안 회복이 많이 될 수 있을까요?

● 닥터 정 : 수술 후 7일째 되는 날 실밥을 제거하고 그 후 2~3회 재진하여 경과를 확인

하면 귀국하셔서 정상적인 출근을 하실 수 있습니다.

≫ 단어와 상용어구

身高	shēngāo	키
体重	tǐzhòng	체중
胸型	xiōngxíng	가슴 모양
数码	shùmǎ	디지털
高凝聚性硅胶假体	gāoníngjùxìng guījiāo jiǎtī	코헤시브겔 보형물(cohesive gel)
生理盐水	shēnglǐ yánshuǐ	생리 식염수
临床经验	línchuáng jīngyàn	임상 경험
推荐	tuījiàn	추천하다
考虑	kǎolǜ	고려하다
胸廓	xiōngkuò	흉곽
弯曲度	wānqūdù	만곡도
胸罩型号	xiōngzhào xínghào	브래지어 사이즈
杯	bēi	컵, 잔(브래지어 사이즈)
正品	zhèngpǐn	정품
麦格	màigē	맥건 (McGhan: 가슴 보형물 제조사)
腋下切开法	yèxià qiēkāifǎ	겨드랑이 절개법
植入	zhírù	삽입하다
包膜挛缩	bāomó luánsuō	구형구축(capsular contracture)
隆乳	lóngrǔ	가슴확대
隆胸	lóngxiōng	가슴확대
丰胸	fēngxiōng	가슴확대

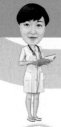

02 기본을 다져야

≫ 가슴의 기본 해부구조 乳房的基础解剖

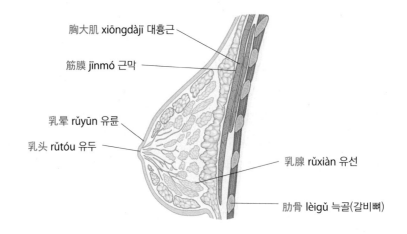

胸大肌 xiōngdàjī 대흉근

筋膜 jīnmó 근막

乳晕 rǔyūn 유륜

乳头 rǔtóu 유두

乳腺 rǔxiàn 유선

肋骨 lèigǔ 늑골(갈비뼈)

≫ 가슴 보형물의 종류 乳房假体的种类

根据形状分类有圆形和水滴形, 根据表面的质地不同分为毛面的和光面的假体。

▬▬▬ 형태로는 라운드형과 물방울형이 있으며 표면의 질감으로 분류하자면 텍스처형과 스무스형이 있습니다.

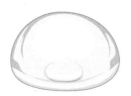

圆形光面假体
원형 스무스 타입 보형물

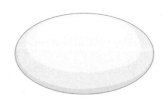

圆形毛面假体
원형 텍스쳐 타입 보형물

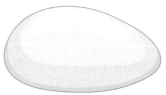

水滴形（解剖型）的假体
물방울 보형물

>>> 단어와 상용어구

隆乳	lóngrǔ	가슴 확대
形状	xíngzhuàng	외형, 형상
圆形	yuánxíng	원형
水滴形	shuǐdīxíng	물방울형
解剖型	jiěpōuxíng	해부학적 형태
质地	zhìdì	질감, 재질
毛面	máomiàn	텍스쳐
光面	guāngmiàn	스무스
假体	jiǎtī	보형물

03 가슴 확대술 키워드

>>> 피하고 싶은 "구형구축" Capsular Contracture　要避开的"包膜挛缩"

身体内部植入医疗假体或者异物的时候，周边的组织会形成膜，这种膜叫做包膜，所有的患者在植入各种假体后周围都会形成包膜。对于大部分患者来说，假体周围的包膜是正常现象，不会诱发大的问题，但有个别的情况，包膜会收缩甚至变得很坚硬，从而压迫假体，使假体手感变硬，出现脱离假体本身的位置或者使胸部变形的包膜挛缩现象。

■■■■■ 인체 내에 의료 장치나 이물질이 삽입되면 그 주변의 조직이 막을 형성하는데, 이 막을 피막이라고 부르며 모든 환자들이 여러 가지 보형물을 삽입할 때 보형물 주위에 막이 형성됩니다. 대부분 환자들은 보형물 주변의 막이 정상적이므로 문제를 유발하지 않지만,

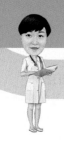

일부의 경우 피막이 수축하거나 심하게 단단해져서 보형물을 압박하며 이로써 촉감이 딱딱하게 느껴지고 보형물이 원래의 위치에서 벗어나거나 가슴 모양이 변형되는 구형구축 현상이 생기는 경우가 있습니다.

≫ 단어와 상용어구

包膜挛缩	bāomó luánsuō	구형구축
周边组织	zhōubiān zǔzhī	주변 조직
包膜	bāomó	피막
坚硬	jiānyìng	딱딱하다
从而	cóng'ér	따라서, 그리하여
个别	gèbié	드문, 몇몇의
压迫	yāpò	압박하다
手感	shǒugǎn	촉감
脱离	tuōlí	이탈하다, 떠나다

≫ 정확히 알아야 하는 여러 가지 부작용
清清楚楚了解"隆乳并发症和不良反应"

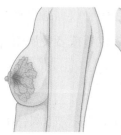

炎症和血肿
염증과 혈종

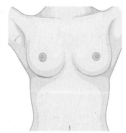

切开部位的疤痕
절개 부위 흉터

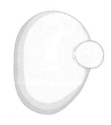

高凝聚性硅胶的流出
코헤시브겔의 유출

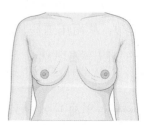

波纹皱褶
리플링현상(주름)

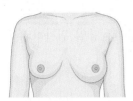
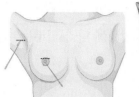
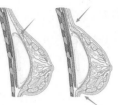
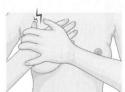

两侧不对称
비대칭

切开部位或乳头触觉钝化
절개 부위 혹은 유두의 촉각 둔화

异物反应
이물 반응

乳房疼痛
유방 통증

≫ 단어와 상용어구

血肿	xuèzhǒng	혈종
流出	liúchū	유출하다
波纹皱褶	bōwén zhòuzhě	리플링 현상
触觉钝化	chùjué dùnhuà	촉각 둔화
异物反应	yìwù fǎnyìng	이물 반응

04 가슴 확대술 묻고 답하기

≫ 问答隆乳手术

问 手术后需要住院吗?

答 一般需要住一天, 根据患者的不同情况, 有些术后当天可以回家。

问 隆乳假体是否会致癌?

答 "隆乳会导致乳腺癌", 是很多人比较担心的问题。其实, 目前尚无确实有力的科学证据表明, 硅胶材料的乳房假体会诱发乳腺癌, 材料本身与致癌因素无关。

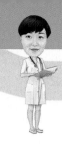

Q 수술 후 며칠 입원하나요?

A 일반적으로 하루 입원합니다만 환자의 상황에 따라 일부는 수술 후 당일 귀가하기도 합니다.

Q 보형물이 암을 유발하나요?

A "가슴 확대술은 암을 유발한다"는 말은 많은 사람들이 우려하는 문제입니다. 현재 아직 실리콘 보형물이 유선암을 유발한다는 확실한 과학적 근거를 밝힌 보고는 없으며 실리콘 자체는 암 유발 요소와 무관합니다.

≫ 단어와 상용어구

致癌	zhìài	암에 걸리다
乳腺癌	rǔxiànái	유선암
尚无	shàngmó	아직 ~이 없다
确实	quèshí	확실히, 확실하다
有力	yǒulì	강력하다
科学证据表明	kēxué zhèngjù biǎomíng	과학적 근거의 표명

问 隆乳后万一乳房变小或变硬了怎么办?

答 隆乳较常见的并发症是乳房硬化。实际上乳房假体一般不会变硬, 而是因人体对乳房假体产生自然的防卫机能, 在乳房假体周围形成纤维包膜。一旦出现这种现象去医院施行"包膜挛缩松解术"即可。

问 隆乳术影响哺乳吗?

答 多数女性认为婚前不可以做隆乳手术, 甚至担心术后乳头分泌出来的是硅胶成分。其实这种担心是多余的。因为在乳腺的后方有一层胸大肌, 隆乳手术是将乳房假体植入胸大肌的前面或后面, 乳腺并未受到任何损伤, 乳腺的发育及乳汁的分泌也不会受到影响。

Q 가슴 확대술 후 유방이 작아지거나 딱딱해 지면 어떻게 해야 하나요?

A 가슴 확대술 후 비교적 자주 발생하는 부작용이 유방이 딱딱해 지는 현상입니다. 실제로 보형물이 딱딱해 지는 것이 아니고 인체의 보형물에 대한 자연적인 방어 작용으로 보형물 주변에 섬유질 피막이 생기는 현상입니다. 이와 같은 현상이 나타나면 병원에서 피막 제거 수술을 하면 됩니다.

Q 가슴 확대술이 수유에 영향이 있나요?

A 많은 여성이 결혼 전 유방 확대술을 하면 안된다고 생각하고 심지어 수술 후 수유를 하게되면 실리콘 성분이 유두를 통해 분비된다고 걱정합니다. 사실 이런 걱정은 무의미합니다. 유선 뒤에 흉대근이 있는데 보형물은 이 흉대근 앞 혹은 뒷 부분에 삽입하므로 유선에는 어떠한 손상도 주지 않고 유선의 발육과 유즙의 분비에도 영향을 미치지 않습니다.

≫ 단어와 상용어구

防卫机能	fángwèi jīnéng	방위 기능
纤维	xiānwéi	섬유질
包膜挛缩松解术	bāomó luánsuō sōngjiěshù	피막 제거술
影响	yǐngxiǎng	영향을 주다
哺乳	bǔrǔ	젖을 먹이다
甚至	shènzhì	심지어
担心	dānxīn	걱정하다
分泌	fēnmì	분비하다
多余	duōyú	여분의, 쓸데없는
并未	bìngwèi	결코 ~한 적이 없다
乳汁	rǔzhī	유즙

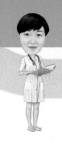
问 隆乳手术有年龄限制吗?

答 隆乳手术在19周岁, 身体停止生长以后做比较好。因为青少年胸部会继续发育, 大小和样子可能会有变化, 到身体发育结束后再决定比较好。

问 隆乳手术后, 家庭主妇和上班的人什么时候能恢复正常的生活呢?

答 根据切开的部位不同有所差异, 手术后一周左右就可以进行日常生活了。用腋窝切开法做的隆乳手术, 患者大概2周左右的时间内不要提重物, 尽量不要抬高手臂90度以上。

Q 가슴 확대술에 나이 제한이 있나요?

A 가슴 확대술은 가슴 성장이 멈추는 19세 이후에 하는 것이 좋습니다. 청소년기에는 가슴이 계속 성장하기 때문에 크기나 모양이 달라질 수 있으므로 성장이 멈출 때까지 지켜보고 결정하는 것이 좋습니다.

Q 가슴 확대술 후 주부 또는 직장인으로 정상적인 생활을 하려면 얼마나 걸리나요?

A 절개한 부위에 따라 차이는 있으나 수술 후 1주 정도 경과한 후에는 일상적인 생활이 가능합니다. 겨드랑이 절개법으로 가슴 확대술을 한 경우 2주 정도는 무거운 짐을 들어 올리지 말고 팔을 90도 이상으로 올리는 일은 최대한 삼가야 합니다.

≫ 단어와 상용어구

| 年龄限制 | niánlíng xiànzhì | 연령 제한 |
| 抬高 | táigāo | 올리다 |

问 自体脂肪移植的隆乳手术以后会全部被吸收吗?

答 注射的脂肪存活率较低, 会有很多丰满度下降的情况。若之前的胸部大小较好, 只是为了补充丰满度, 做自体脂肪注射比较合适, 但是想把很小的胸部变大, 这个方法不太合适。

问 隆乳手术后爱抚时，感觉会变迟钝吗？

答 因为胸部的皮肤被撑开了，所以数月之内感觉会迟钝，随着时间过去慢慢就会恢复的。

Q 자가 지방이식으로 가슴을 확대하면 나중에 다 흡수되나요?

A 주입된 지방이 생착률이 낮을 경우 볼륨이 감소하는 경우가 많습니다. 만약 원래 가슴이 적당한 편인데 볼륨을 보충하는 정도의 수술 방법으로는 적합하나 빈약한 가슴을 풍만하게 하는 수술로는 적합하지 않습니다.

Q 가슴수술을 하면 애무시 감각이 둔화되나요?

A 가슴의 피부가 늘어나므로 몇 개월 정도 감각이 둔화될 수 있으나 시간이 경과하면 회복됩니다.

≫ 단어와 상용어구

| 爱抚 | àifǔ | 애무하다 |
| 撑开 | chēngkāi | 억지로 벌리다 |

问 隆乳手术后多长时间能变得自然？

答 至少需要6个月以上。

问 假体隆乳手术最常用的假体牌子有哪些？

答 最常用的假体是美国"曼拖(mentor)"和艾尔建公司的"娜琪丽(natrelle)"，另外还有德国"optimam"，英国"娜高(nagor)等"

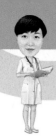

Q 가슴 확대술 후 언제쯤 자연스러운가요?

A 최소 6개월 이상이 필요합니다.

Q 보형물 가슴 확대술시 가장 자주 쓰이는 보형물 브랜드는 어떤 것이 있나요?

A 가장 자주 쓰이는 브랜드는 멘토와 네트럴입니다. 그 외에도 독일 옵티맘과 영국의
네이거도 사용되고 있습니다.

≫ 단어와 상용어구

曼拖	màntuō	멘토(mentor)
娜琪丽	nàqílí	네트럴(natrelle)
德国	déguó	독일
英国	yīngguó	영국
娜高	nàgāo	네이거(nagor)
艾尔建	àiěrjiàn	엘러건사(Allergan, 구McGhan)

问 隆胸手术的疼痛严重吗?

答 说实话比其他手术疼, 但是因为最近医疗技术的发展, 术中连用肋间神经麻醉
术, 术后应用无痛护理系统, 可最小化疼痛。

问 术后做按摩的原因是什么?

答 为了预防包膜挛缩现象, 而且术后手感会更好。

Q 가슴 확대술은 통증이 심한가요?

A 다른 수술에 비해 통증이 심한 것은 사실이지만 최근 의료기술의 발달로 수술 중 늑간
마취술을 병행하고 수술 후에는 무통 관리 시스템을 적용하여 통증을 최소화할 수 있습
니다.

Ⓠ 가슴 확대술 후 마사지를 하는 이유는 무엇인가요?

Ⓐ 수술 후 구형구축을 예방하고 촉감을 좋게 하기 위함입니다.

≫ 단어와 상용어구

说实话	shuō shíhuà	솔직히 말하자면
无痛护理系统	wútòng hùlǐ xìtǒng	무통 관리 시스템
并行	bìngxíng	병행하다
肋间神经麻醉术	lèijiān shénjīng mázuìshù	늑간신경마취술
手感	shǒugǎn	감촉

가슴 확대술 전 꼭 말해줘야 하는

≫ 수술 후 주의사항 术后注意事项

● 手术后6小时可开始饮水。

● 因为手臂运动的同时胸部肌肉也一起运动, 可能会出现持续性出血, 所以尽量避免上肢上举的动作。

● 수술 후 6시간 후에 물을 드실 수 있습니다.

● 수술 후 팔을 움직이면 가슴 근육이 함께 움직이기 때문에 지연성 출혈의 가능성이 있으므로 되도록 팔을 위로 드는 동작을 피하세요.

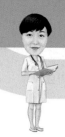

≫ 단어와 상용어구

避免	bìmiǎn	피하다
上肢	shàngzhī	팔
上举动作	shàngjǔ dòngzuò	위로 드는 동작
持续性出血	chíxùxìng chūxuè	지속적인 출혈(지연성 출혈)

- 术后避免服用阿司匹林, 中药, 避孕药等促进出血的药物。
- 请服用医生开的药物一日三次, 饭后服用。

- 수술 후 아스피린, 한약, 피임약 등 출혈을 촉진하는 약을 복용하지 말아주세요.
- 처방약은 하루 3회 식후에 복용하세요.

≫ 단어와 상용어구

避孕药	bìyùnyào	피임약
中药	zhōngyào	한약
促进	cùjìn	촉진하다

- 因烟酒会延迟恢复, 术后忌烟酒一个月。
- 术后务必遵守标准的护理流程以及回诊时间。

- 술과 담배로 회복이 늦어질 수도 있으므로 수술 후 1개월간 술과 담배를 삼가주세요
- 수술 후 표준 관리 과정 및 진료 스케줄을 꼭 지켜주세요.

≫ 단어와 상용어구

忌	jì	금하다
延迟	yánchí	늦추다, 연기하다
务必	wùbì	반드시
遵守	zūnshǒu	준수하다
护理流程	hùlǐ liúchéng	관리 과정
会诊	huízhěn	회진

06 당신에게만 공개하는 닥터 정의 현장 메모

≫ 보형물은 어디를 절개하여 어디에 넣을까?
隆胸"切开哪里"而且假体"插入哪里"呢?

01 가슴 확대술 절개부위 隆乳手术切开部位

隆乳手术切开部位有腋窝、乳房下缘、乳晕、肚脐等, 每种都有优缺点, 要经过检查和商谈后, 选择对自己最适合的方式。

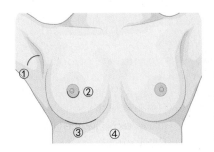

① 腋窝处切开法 yèwōchǔ qiēkāifǎ 겨드랑이 절개법
② 乳晕切开法 rǔyūn qiēkāifǎ 유륜 절개법
③ 乳房下缘切开法 rǔfáng xiàyuán qiēkāifǎ 유방 하단 절개법
④ 肚脐切开法 dùqí qiēkāifǎ 배꼽 절개법

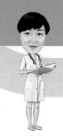

가슴 확대술 절개부위는 겨드랑이, 유방하단, 유륜, 배꼽이 있습니다. 각 부위마다 장단점이 있으며 상담과 검사를 통해 자신에게 가장 적합한 부위를 선택합니다.

02 보형물 삽입 방법 假体植入的方法

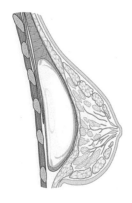 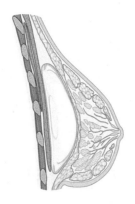 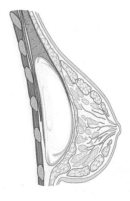

胸大肌下植入法 xiōngdàjīxià zhírùfǎ
근육하삽입법

乳腺下植入法 rǔxiànxià zhírùfǎ
유선하삽입법

复层式植入法 fùcéngshì zhírùfǎ
복층삽입법

≫ 여러 가지 가슴수술들 其他乳房手术

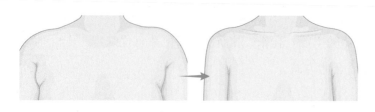

副乳切除术
fùrǔ qiēchúshù
부유방 제거술

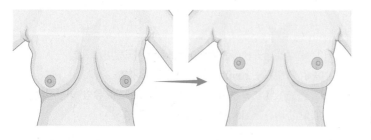

乳房下垂矫正术
rǔfáng xiàchuí jiǎozhèngshù
유방하수 교정술

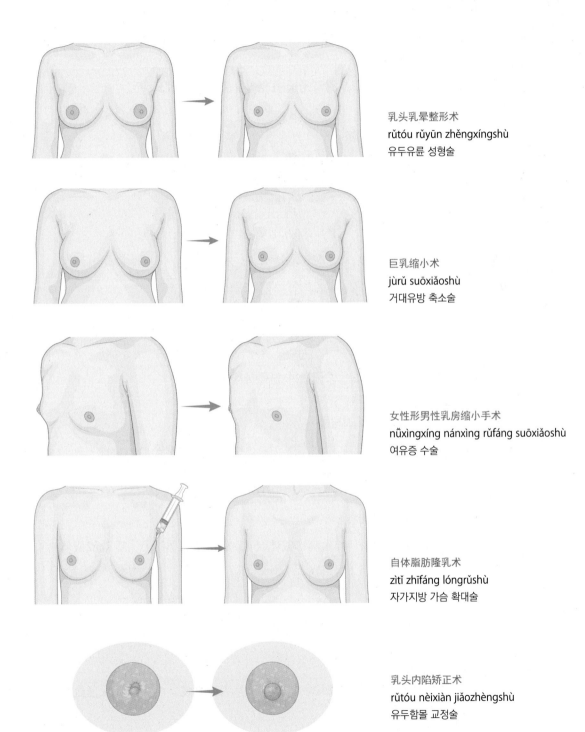

乳头乳晕整形术
rǔtóu rǔyūn zhěngxíngshù
유두유륜 성형술

巨乳缩小术
jùrǔ suōxiǎoshù
거대유방 축소술

女性形男性乳房缩小手术
nǚxìngxíng nánxìng rǔfáng suōxiǎoshù
여유증 수술

自体脂肪隆乳术
zìtǐ zhīfáng lóngrǔshù
자가지방 가슴 확대술

乳头内陷矫正术
rǔtóu nèixiàn jiǎozhèngshù
유두함몰 교정술

307

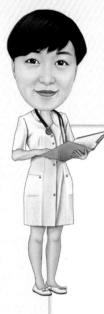

연습 문제

01. 해부도 상의 A~C 부위의 중국어 명칭을 기입해 주세요.

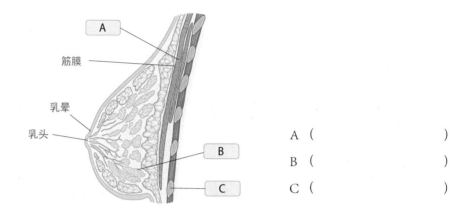

筋膜

乳晕

乳头

A
B
C

A (　　　　　　　)

B (　　　　　　　)

C (　　　　　　　)

한국어 단어에 상응하는 중국어를 선택하세요.

02. 원형 스무스 타입 보형물

　① 圆形光面假体　　　　　② 圆形毛面假体

　③ 水滴形(解剖型)的假体　　③ 生理盐水假体

03. 물방울 타입 보형물

　① 水分形假体　② 水滴形假体　③ 解剖型假体　④ 硅胶假体

04. 구형구축

　① 痉挛肌腱　② 粘膜痉挛　③ 肌肉萎缩　④ 包膜挛缩

05. 코헤시브겔

　① 高凝聚性硅胶　② 膨体　　③ 人工真皮　④ 生理盐水

06. 리플링현상

　① 去除皱纹　　　② 波纹皱褶　　　③ 剥离过多　　　④ 出血现象

07. 양측 비대칭

　① 两侧手感不好　② 两侧血肿　　③ 两侧不对称　　④ 两侧感觉麻痹

08. 유두의 촉각 둔화

　① 乳晕触觉钝化　　　　　② 乳腺触觉钝化

　③ 乳房萎缩　　　　　　　④ 乳头触觉钝化

09. 네트럴(보형물)

　① 娜琪丽　　　　② 曼拖　　　　③ 娜高　　　　④ 麦格

10. 늑간신경마취

　① 全身麻醉　　　　　　　② 肋间神经麻醉

　③ 睡眠麻醉　　　　　　　④ 脊椎麻醉

11. 겨드랑이 절개법

　① 乳晕切开法　　　　　　② 乳房下缘切开法

　③ 腋窝处切开法　　　　　④ 肚脐切开法

12. 여유증 수술

　① 副乳切除术　　　　　　② 乳房下垂矫正术

　③ 乳头乳晕整形术　　　　④ 女性形男性乳房缩小手术

정답 | 01. A (胸大肌) B (乳腺) C (肋骨)

　　02. ①　　03. ②③　　04. ④　　05. ①　　06. ②　　07. ③　　08. ④　　09. ①　　10. ②　　11. ③　　12. ④

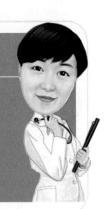

지방흡입하면 살은
몇 키로그램 정도 빠지나요?

"吸脂的话体重能减多少公斤啊?"_지방흡입

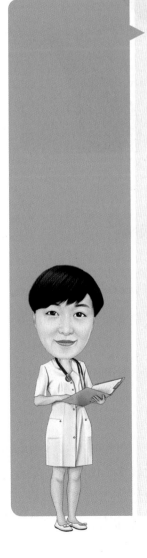

시장에서 야채도 그램 단위로 거래하는 중국인들이 지방흡입 상담을 하면서 몇 키로그램 감량되냐고 묻는 것은 어쩌면 너무 당연한 결과라는 생각이 듭니다. 대부분의 중국인들이 지방흡입을 하면 체중이 얼마나 감소되냐고 묻습니다. 하지만 대답은 그다지 만족스럽지 않습니다. 지방 1000cc의 무게는 약 300~400그램이라고 합니다. 그래서 3000cc의 지방을 흡입하면 1 키로그램 정도 빠진다는 의미가 되니 체중으로 따지면 지방흡입은 매우 허무한 수술일 수도 있습니다. 하지만 지방흡입을 하는 목적은 체중을 줄이기 위함이 아니라 몸의 실루엣을 만들기 위한 것이므로 환자들의 만족도는 높은 편입니다.

30대 후반의 중국 여성으로 사지는 날씬한 편이나 출산 후 복부와 러브핸들 부위의 살이 빠지지 않아 지방흡입 상담을 의뢰하셨습니다.

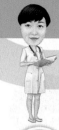

 닥터 정이 상담해 드립니다!

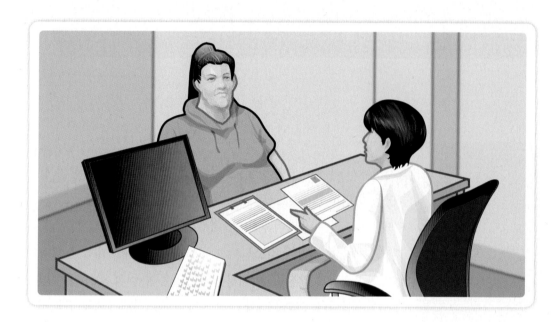

> ≫ 복부 및 러브핸들 지방흡입 腹部和腰部赘肉的吸脂

患　者：我生完孩子后，通过运动也没办法减掉腹部和腰部赘肉，想通过吸脂手术来减肥。我生孩子之前腰围是27英寸，现在是36英寸。吸脂能减到多少？

郑医生：虽然腹部有不少脂肪，但并不是全部都可以通过吸脂抽掉的，因为还有很多内脏脂肪。

患　者：哦，是这样啊！那我的脂肪是什么类型呢？

郑医生：体脂肪分析的结果显示您的内脏脂肪相对来说比较多。做吸脂手术虽然每个人的效果会有些不同，但是皮下脂肪多的情况腰围可以减5cm以上，像您这样内脏脂肪比较多的情况可以减3~4cm左右。

患　者：如果能减3~4cm的话，我想做吸脂。但是内脏脂肪怎么减呢？

郑医生：内脏脂肪用饮食疗法和运动，超声波机器结合，坚持持续的治疗会有效果的。

患　者：手术后多久能看到腰围的变化呢？我真的很快想拥有小蛮腰！

郑医生：一个月左右会逐渐消肿，但是要完全恢复腰部曲线需要3个月以上。

患　者：哦，是需要等恢复的呀。手术过程是怎么样的呢？

郑医生：手术当天来院先测血压、脉搏、呼吸和体温，然后手术的部位需要拍照。手术开始给您睡眠麻醉后，在脐、腹股沟、尾骨部位等隐蔽部位开3~5mm左右的小口，注射肿胀麻醉液。使用超声波吸脂器破坏脂肪细胞，用脂肪吸脂器吸脂。根据个人情况不同，一般腹部吸3000cc左右的脂肪。

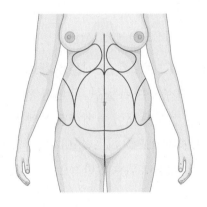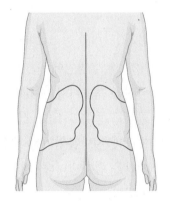

환　자：출산 후 복부와 허리의 군살이 운동을 해도 빠지지 않아서 지방흡입으로 빼고 싶어요. 제가 출산 전에는 허리가 27인치였는데 지금 36인치예요. 지방흡입을 하면 얼마나 줄어들 수 있을까요?

닥터 정：복부에 살이 있다고 해서 다 흡입할 수 있는 것은 아닙니다. 내장지방이 많은 경우도 있습니다.

환　자：아 그렇군요! 저는 어떤 유형인가요?

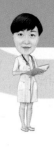
닥터 정 : 체지방 분석 결과 고객님은 내장지방이 비교적 많은 편입니다. 지방흡입의 효과는 개인 차가 있으나 일반적으로 피하지방이 많은 경우 허리 둘레를 5cm 정도 줄일 수 있고 고객님 같이 내장지방이 많은 경우 3~4cm 정도 줄일 수 있습니다.

● 환　자 : 3~4cm 정도 줄어들 수 있다면 저는 지방흡입을 하겠습니다. 그럼 내장지방 은 어떻게 빼야 하나요?

닥터 정 : 내장지방은 식이요법과 운동, 초음파 기기 관리 등을 통해 꾸준히 치료하시 면 효과가 매우 좋습니다.

● 환　자 : 수술하고 어느 정도 지나야 허리의 변화를 느낄 수 있나요? 빨리 날씬한 허 리를 갖고 싶어요.

닥터 정 : 한달 정도 지나면 붓기는 다 빠지지만 완전히 회복되어 허리의 라인이 살아 나려면 3개월 이상 지나야 합니다.

● 환　자 : 음, 기다려야 하는군요. 수술은 과정은 어떻게 되나요?

닥터 정 : 수술 당일 병원에 오시면 먼저 혈압, 맥박, 호흡, 체온을 체크하고 수술 부위 사진을 찍습니다. 수술이 시작되면 수면마취를 한 후 배꼽 안쪽, 서혜부, 미 골부근 등에 3~5mm 정도의 작은 절개를 내어 튜메스트 용액을 주입합니다. 초음파 지방흡입기를 사용하여 지방세포를 터뜨리고 지방흡입기를 이용해 지방을 뽑아냅니다. 개인 차는 있으나 복부는 일반적으로 3000cc 정도 뽑게 됩니다.

≫≫ 단어와 상용어구

腰部赘肉	yāobù zhuìròu	러브핸들
腰围	yāowéi	허리 둘레
隐蔽部位	yǐnbì bùwèi	감춰진 부위

≫ 단어와 상용어구

英寸	yīngcùn	인치
吸脂	xīzhī	지방흡입
抽掉	chōudiào	뽑아 버리다
内脏脂肪	nèizàng zhīfáng	내장지방
体脂肪分析	tǐzhīfáng fēnxī	체지방 분석
显示	xiǎnshì	나타내 보이다
超声波	chāoshēngbō	초음파
皮下脂肪	píxià zhīfáng	피하지방
饮食疗法	yǐnshí liáofǎ	식이요법
坚持	jiānchí	지속하다
拥有	yōngyǒu	가지다
小蛮腰	xiǎományāo	여인의 날씬한 허리
腰部曲线	yāobù qūxiàn	허리 라인
血压	xuèyā	혈압
脉搏	màibó	맥박
呼吸	hūxī	호흡
体温	tǐwēn	체온
脐	qí	배꼽
腹股沟	fùgǔgōu	서혜부
生殖器	shēngzhíqì	생식기
小口	xiǎokǒu	작은 절개
注射	zhùshè	주사하다
肿胀麻醉液	zhǒngzhàng mázuìyè	튜메스트 용액
立方厘米	lìfāng límǐ	CC
紧身衣	jǐnshēnyī	압박복
内裤	nèikù	속바지, 팬티

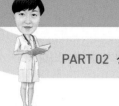

02 기본을 다져야

>>> 지방세포와 요요현상 脂肪细胞和反弹现象

体内脂肪的作用有维持体温、保护身体及贮存热量等作用。但是, 过多的脂肪会引起高血压、糖尿病等疾病。随着生长发育, 大部分的脂肪细胞数量会在青春期之前被决定。在脂肪细胞数量不变的情况下, 单个脂肪细胞内脂肪量的逐渐增加, 肥胖就会渐渐形成。吸脂手术是减少脂肪细胞数量的手术, 相对于单纯的减肥或者运动的方法而言, 会从根本上减少脂肪储存空间, 因此反弹的可能性小。

▪▪▪▪▪ 지방은 우리 몸을 보호하고 체온을 유지하며 열량을 저장해 두는 창고 역할을 합니다. 하지만 과다한 지방은 혈압을 높이고 당뇨와 같은 질병을 일으키게 됩니다. 성장에 따른 지방세포의 변화를 보면 지방세포의 수는 대부분 사춘기 이전에 결정됩니다. 지방세포의 수가 한정된 상황에서 하나의 지방세포에 축적되는 양이 증가함으로써 점차 비만이 됩니다. 지방흡입술은 지방세포의 수량을 줄이는 수술로 단순한 다이어트나 운동에 비해 근원적인 지방의 저장 공간을 감소시키는 방법이므로 추후 재발의 가능성이 적습니다.

>>> 단어와 상용어구

脂肪	zhīfáng	지방
维持体温	wéichí tǐwēn	체온을 유지하다
贮存	zhùcún	저장하다
热量	rèliàng	열량
高血压	gāoxuèyā	고혈압
糖尿病	tángniàobìng	당뇨병

≫ 단어와 상용어구

随着	suízhe	~에 따라
生长发育	shéngzhǎng fāyù	성장 발육
青春期	qīngchūnqī	사춘기
被决定	bèi juédìng	결정되다
相对~ 而言	xiāngduì~éryán	상대적으로 ~말하자면
根本	gēnběn	근본
储存空间	chǔcún kōngjiān	저장 공간
反弹现象	fǎntán xiànxiàng	요요현상

≫ 흡입할 수 있는 지방과 흡입할 수 없는 지방
可吸出的脂肪和不可吸出的脂肪

● 皮下脂肪

皮下脂肪是指位于皮肤底层与筋膜之间, 起着营养的储存、磷脂的合成、隔热等作用。可以分为浅层脂肪和深层脂肪。

● 内脏脂肪

内脏脂肪是指人体内脏周围存储的大量脂肪, 空腹的情况下会分解提供养料, 但是内脏脂肪过多的情况下也会诱发各种疾病。吸脂手术减不了内脏脂肪。

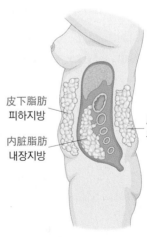

皮下脂肪
피하지방

内脏脂肪
내장지방

后腹膜腔脂肪
후복막강 지방

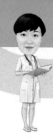

● 피하지방

피부 밑과 근막 사이에 위치하여 영양분의 저장, 인지질의 합성, 열 차단 등의 역할을 합니다. 또한 얕은 지방층과 깊은 지방층으로 나뉘어 집니다.

● 내장지방

인체 내장주위에 많이 축적되는 지방으로 공복에 분해되어 인체에 양분을 제공하기도 하지만 내장지방이 심한 경우 각종 질환을 유발합니다. 지방흡입술로는 제거할 수 없습니다.

≫ 단어와 상용어구

皮下脂肪	píxià zhīfáng	피하지방
底层	dǐcéng	하층
筋膜	jīnmó	근막
营养	yíngyǎng	영양
磷脂	línzhī	인지질
合成	héchéng	합성하다
隔热	gérè	열차단
浅层	qiǎncéng	얕은층
深层	shēncéng	깊은층
内脏脂肪	nèizàng zhīfáng	내장지방
空腹	kōngfù	공복
分解	fēnjiě	분해하다
养料	yǎngliào	양분 자양분
诱发	yòufā	유발하다
减不了	jiǎnbuliǎo	뺄 수 없다

03 지방흡입술 키워드

>>> 공포의 "셀룰라이트"   恐怖的"脂肪团"

脂肪团是因为它的表面凹凸不平, 呈现出类似于橙子皮 的表面状态, 因而也称为"橙皮样皮肤"。脂肪团其实就 是普通的脂肪组织, 许多纤维组织将皮肤与脂肪连起 来, 将脂肪细胞分隔成一个个小方块。当脂肪细胞体积 增加, 这些小方块就鼓起来, 令皮肤变得疙疙瘩瘩。

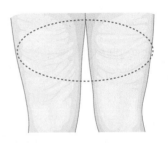

▪▪▪▪   셀룰라이트는 그 표면이 울퉁불퉁하여 마치 귤 껍질 같은 모습을 하고 있어 "귤껍질 피부"라고 하기도 합니다. 셀룰라이트는 사실 일반적인 지방세포인데 많은 섬유조직이 피부 와 지방을 연결하여 지방세포들을 작은 사각형 덩어리로 나누어 놓고 지방세포가 커지면서 이러한 작은 사각형 덩어리 지방들이 커지게 되어 피부가 울퉁불퉁 하게 되는 것입니다.

>>> 단어와 상용어구

脂肪团	zhīfángtuán	셀룰라이트
凹凸不平	āotū bùpíng	울퉁불퉁하다
呈现	chéngxiàn	나타나다
橙皮样皮肤	júpíyàng pífū	귤껍질 피부
纤维组织	xiānwéi zǔzhī	섬유조직
分隔	fēngé	사이를 두다
小方块	xiǎofāngkuài	작고 네모난 덩어리
体积增加	tǐjī zēngjiā	부피가 커지다
鼓起来	gǔqǐlái	솟아나다, 불어나다
疙疙瘩瘩	gēge dādā	울퉁불퉁하다

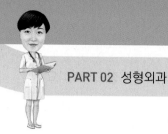

≫ 참! 고마운 튜메슨트 용액 非常感谢"肿胀麻醉液"

肿胀麻醉液是指混合局部麻醉药利多卡因和血管收缩药肾上腺素的溶液，吸脂手术时可减少出血，便于吸脂。还能降低全身麻醉的施行需求。

████ 튜메슨트 용액은 국소 마취제인 리도카인(lidocaine)과 혈관 수축제인 에피네프린(epinephrine)을 혼합한 용액으로 지방흡입 수술을 할 때 출혈을 줄이고 흡입을 쉽게하여 전신마취의 필요성을 줄여 줍니다.

≫ 단어와 상용어구

混合	hùnhé	혼합하다
利多卡因	lìduōkǎyīn	리도카인
血管收缩药	xuèguǎn shōusuōyào	혈관 수축제
肾上腺素	shènshàngxiànsù	에피네프린
降低	jiàngdī	내려주다
施行	shīxíng	시행하다

≫ 정확히 알아야 하는 부작용 清清楚楚了解"吸脂并发症和不良反应"

手术部位出现炎症，术后皮肤表面的凹凸不平现象，手术部位的疤痕，感觉异常，皮肤坏死，脂肪栓塞致死亡等。

████ 수술 부위의 염증, 수술 후 피부 표면의 울퉁불퉁 현상, 절개부위의 흉터, 감각이상, 피부괴사, 지방색전으로 인한 사망 등이 있습니다.

>>> 단어와 상용어구

皮肤坏死	pífū huàisǐ	피부괴사
脂肪栓塞	zhīfáng shuānsè	지방색전

04 지방흡입술 묻고 답하기

>>> 有关吸脂手术的问答

问 术后为什么要穿紧身衣?

答 为了使术后皮肤和术后的脂肪层能有更好的粘连, 帮助消除水肿和淤青。

问 紧身衣2~3个月期间每天需要穿多长时间?

答 术后1~2周建议穿24个小时, 过2周后根据个人情况穿。

Q 수술 후 압박복을 입는 이유는 무엇인가요?

A 수술 후 피부와 지방층을 잘 유착시키고 붓기와 멍의 회복을 도와주기 때문입니다.

Q 압박복은 2~3달 동안 매일 몇 시간 정도 입어야 하나요?

A 수술 후 2주간은 24시간 입어주는 것이 좋으나 그 후에는 환자의 상황에 따라 입습니다.

>>> 단어와 상용어구

粘连	zhānlián	유착하다

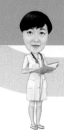

问 吸脂用什么麻醉方法?

答 一般在睡眠麻醉和局部麻醉下进行。

问 术后的皮肤表面变凹凸不平的原因是什么?

答 手术时不均衡的吸脂或者对皮肤下面过浅的脂肪层过多量吸脂, 会造成这样
的情况。如果出现这样情况, 需要再次手术修正或者对凹陷部位做脂肪移植。

Q 지방흡입은 어떤 마취를 하나요?

A 일반적으로 수면마취와 국소마취 하에 진행합니다.

Q 수술 후 피부 표면이 울퉁불퉁하게 되는 이유는 무엇인가요?

A 수술시 피부를 불균등하게 흡입하거나 피부 밑 얕은 지방층을 과도하게 흡입할 때 생
길 수 있습니다. 이러한 상황이 발생할 경우 추가적인 시술을 하여 교정하거나 함몰
부위에 지방이식이 필요합니다.

≫ 단어와 상용어구

不均衡	bùjūnhéng	불균형 불균등
浅	qiǎn	얕은
脂肪层	zhīfángcéng	지방층
凹陷	āoxiàn	움푹 들어가다
脂肪移植	zhīfáng yízhí	지방이식

问 术后会反弹吗?

答 反弹是指通过手术减少了脂肪细胞的总数, 但日常错误的饮食习惯将脂肪细胞体积变大。因此需要规律的饮食和运动来维持一定的体重, 就不会有脂肪细胞数增加的反弹现象

问 全身吸脂只做1次能做完吗?

答 可以, 但是1次吸脂量太多的话会损失过多的体液导致生命危险, 所以为了安全, 一般分开吸脂。

Q 지방흡입 후 요요현상은 없나요?

A 요요현상은 수술로 지방세포의 수는 감소되었지만 잘못된 식습관으로 인해 지방세포의 크기가 커지는 현상입니다. 그러므로 식사와 운동 관리로 일정한 체중만 유지한다면 지방세포의 수가 늘어나는 요요현상은 없습니다.

Q 전신지방흡입시 한번의 수술로 가능한가요?

A 가능합니다. 하지만 한번에 너무 많은 지방량을 흡입하면 채액이 과도하게 손실되어 생명에 지장을 줄 수 있으므로 안전을 위해 나눠서 흡입합니다.

≫ 단어와 상용어구

反弹	fǎntán	반등하다, 재발하다
错误	cuòwù	잘못
饮食习惯	yǐnshí xíguàn	식습관
体积	tǐjī	부피
损失	sǔnshī	손실
体液	tǐyè	체액

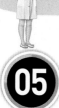

05 지방흡입수술 전 꼭 말해줘야 하는

≫ 수술 후 주의사항 术后注意事项

● 术后稍做运动比一直平躺要好，第2~3天开始起做些简单的运动较好。

● 术后4周内禁止吸烟喝酒。

● 수술 후 계속 누워 있는 것보다 가볍게 움직이는 것이 좋고 2~3일부터 가벼운 운동을 하는 것이 좋습니다.

● 수술 후 4주 동안은 음주와 흡연을 금합니다.

≫ 단어와 상용어구

稍	shāo	약간

● 术后2周开始可以正常运动。

● 手术部位的淤青和水肿会持续3~4周。

● 수술 후 2주부터는 운동을 하셔도 됩니다.

● 수술 부위의 멍과 붓기는 3~4주 동안 지속될 수 있습니다.

● 手术部位可能会失去感觉，但是3~4个月内会恢复。

● 吸脂后第6天拆线。

● 수술 부위에 감각이 없는 경우도 있으나 3~4개월 내에 회복됩니다.

● 지방흡입 후 6일째 실밥을 제거합니다.

>>> 단어와 상용어구

| 失去感觉 | shīqù gǎnjué | 감각을 잃어버리다 |

06 당신에게만 공개하는 닥터 정의 현장 메모

>>> 핀치테스트 Pinch Test 测量皮肤皱褶方法(提捏试验)

测量皮肤皱褶方法(提捏试验)是一种皮下脂肪测量法, 用拇指和食捏起皮肤, 不要捏住肌肉。用测量仪器或卡尺测量双折皮肤的厚度, 以间接算出身体脂肪的百分数。皮肤皱褶厚度可以反映皮下脂肪的含量。一般其厚度超过1.6cm建议进行吸脂手术。

■■■■■ 핀치 테스트는 피하지방 측량법으로 엄지와 검지를 이용하여 근육을 포함하지 않은 피부를 잡습니다. 측량하는 기계 혹은 의료용 노기스로 접힌 피부의 두께를 측량 하므로써 간접적으로 체지방의 비율을 계산할 수 있습니다. 피부의 접힌 두께가 피하지방의 양을 반영합니다. 일반적으로 그 두께가 1.6cm 이상이면 지방흡입술을 할 수 있습니다.

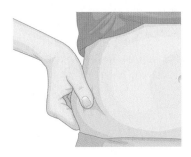
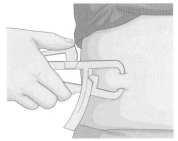

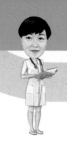
≫ 단어와 상용어구

测量皮肤皱褶方法	cèliáng pífū zhòuzhě fāngfǎ	핀치 테스트
提捏试验	tíniē shìyàn	핀치 테스트
拇指	mǔzhǐ	엄지 손가락
食指	shízhǐ	집게 손가락
测量仪器	cèliáng yíqì	측량기계
卡尺	kǎchǐ	노기스(nogisu)
双折	shuāngzhé	이중으로 접히다
间接	jiànjiē	간접적인

≫ 지방흡입 페이스 & 바디맵 吸脂FACE & BODY MAP

지방흡입이 가능한 부위의 바디맵입니다.

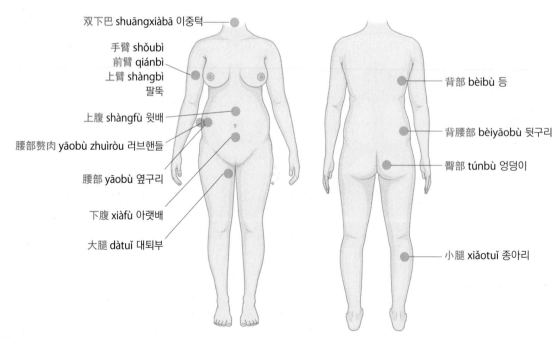

双下巴 shuāngxiàbā 이중턱
手臂 shǒubì
前臂 qiánbì
上臂 shàngbì
팔뚝
上腹 shàngfù 윗배
腰部赘肉 yāobù zhuìròu 러브핸들
腰部 yāobù 옆구리
下腹 xiàfù 아랫배
大腿 dàtuǐ 대퇴부
背部 bèibù 등
背腰部 bèiyāobù 뒷구리
臀部 túnbù 엉덩이
小腿 xiǎotuǐ 종아리

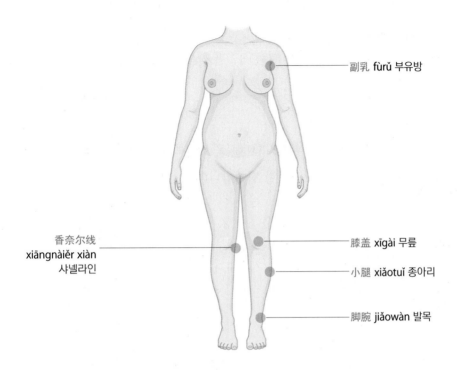

副乳 fùrǔ 부유방

香奈尔线
xiāngnàiěr xiàn
샤넬라인

膝盖 xīgài 무릎

小腿 xiǎotuǐ 종아리

脚腕 jiǎowàn 발목

≫ 어디를 얼마나 절개하나요? 切开哪里而且切多少?

● 上臂吸脂切开部位

为了吸上臂和后副乳脂肪在接触上臂的腋窝下
附近切开3~5mm。要吸前副乳脂肪的话切开其
前部。

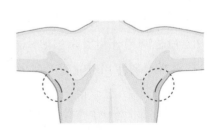

● 팔 지방흡입

상완의 지방과 뒷볼록을 흡입하기 위해서는 팔이
접히는 겨드랑이 근처에 3~5mm 가량 절개를 합니
다. 앞볼록의 경우는 그 앞쪽을 절개합니다.

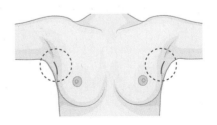

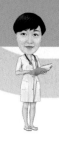

●腹部吸脂切开部位

腹部吸脂部位是上腹、下腹、腰部赘肉、背腰部, 其切开部位是肚脐, 比基尼线, 尾骨附近切开3~5mm左右。

●복부 지방흡입 절개부위

복부 지방흡입 부위는 윗배, 아랫배, 러브핸들, 뒷구리이며 그 절개 부위는 배꼽, 비키니 라인, 미골 부근으로 각각 3~5mm 가량 절개합니다.

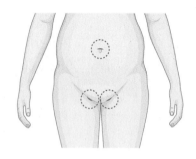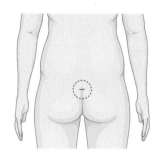

●大腿吸脂切开部位

为了漂亮的大腿线条需要吸出大腿前面, 背面, 内侧, 外侧, 臀横线的脂肪。在两侧比基尼线和两侧臀横线上切开3~5mm左右。

●허벅지 지방흡입 절개부위

아름다운 허벅지 라인을 위해서는 허벅지 앞과 뒤, 옆, 안쪽, 힙라인까지 지방흡입을 합니다. 절개 부위는 비키니 라인과 엉덩이 접히는 라인에 3~5mm절개를 합니다.

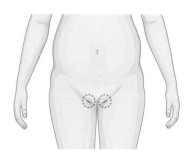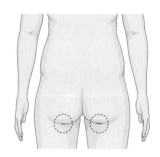

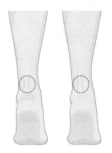

● 小腿吸脂切开部位

小腿吸脂切开在脚踝后方3~5mm左右。

● 종아리 지방흡입의 절개 부위

복사뼈 뒤쪽으로 3~5mm 가량 절개한다.

>>> 단어와 상용어구

腋窝	yèwō	겨드랑이
比基尼线	bǐjīníxiàn	비키니 라인
臀横线	túnhéngxiàn	힙라인
脚踝	jiǎohuái	복사뼈, 거골

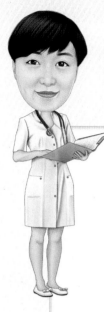

연습 문제

한국어 단어에 상응하는 중국어를 선택하세요.

01. 요요현상

① 反弹现象　　② 肥胖现象　　③ 好转现象　　④ 减肥

02. 서혜부

① 鼻唇沟　　② 腹股沟　　③ 泪沟　　④ 腋窝

03. 성인병

① 老年病　　② 女性疾病　　③ 成人病　　④ 青春期

04. 튜메슨트 용액

① 生理盐水　　② 漱口液　　③ 消毒液　　④ 肿胀麻醉液

05. 압박복

① 紧身衣　　② 绷带　　③ 游泳衣　　④ 工服

06. 내장지방

① 皮下脂肪　　② 内脏脂肪　　③ 表浅脂肪　　④ 颊脂肪垫

07. 셀룰라이트

① 皮下脂肪　　② 内脏脂肪　　③ 脂肪团　　④ 脂肪移植

08. 귤껍질 피부

① 苹果皮肤　　② 香蕉皮肤　　③ 草莓皮肤　　④ 橙皮样皮肤

09. 섬유조직

    ① 纤维组织   ② 结蹄组织   ③ 皮下组织   ④ 胶原组织

10. 리도카인

    ① 麻醉   ② 利多卡因   ③ 肾上腺素   ④ 肝脏

11. 러브핸들

    ① 臀部   ② 胸部   ③ 腰部赘肉   ④ 大腿

12. 부유방

    ① 丰胸   ② 小乳   ③ 乳头   ④ 副乳

13. 비키니 라인

    ① 比基尼线   ② 香奈尔线   ③ 发际线   ④ 正中线

14. 핀치 테스트

    ① 妊娠试验法   ② 测量皮肤皱褶方法

    ③ 提捏试验   ④ 测量脂肪方法

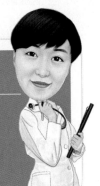

얼굴 지방이식을 하면 얼굴이 커지나요?

"面部脂肪移植后脸会变大吗?"_ 자가 지방이식

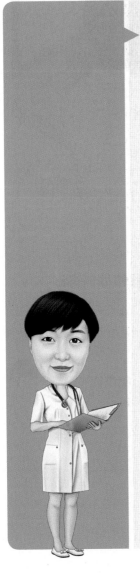

중국인이 선호하는 수술 중 하나가 자가 지방이식입니다. 이물질이 아닌 본인의 지방을 분리하여 이식하므로 안전성 문제에 있어 합격점을 줄 뿐 아니라 이식을 위한 지방흡입이 체형 개선 효과를 가져다 줄 것이라고 생각하기 때문입니다. 최근에는 지방세포의 생착률을 높이기 위해 지방 줄기세포 혹은 혈액 줄기세포를 함께 주입하는 편입니다.

그리고 중국인들이 자주하는 지방이식에 대한 오해는 지방이식을 하면 얼굴이 커진다고 생각하는 점입니다. 웨이신 상담을 하다 보면 대부분의 환자들이 이와 관련된 질문을 해옵니다.

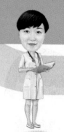

01 닥터 정이 상담해 드립니다!

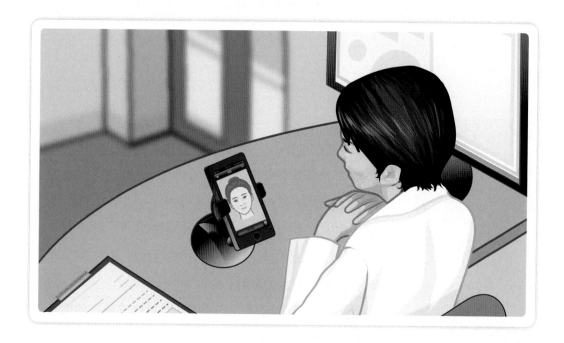

>> 얼굴 자가 지방이식 웨이신 상담　面部自体脂肪移植微信咨询

 郑医生在吗?

您好！我在呢~

 你看一下我的照片~

 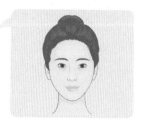

收到!还需要侧面和45度的照片。

哦~ 等等

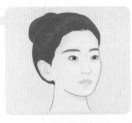

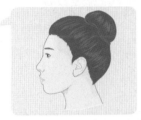

都收到了!

怎么样啊? 我的脸很平, 而且太阳穴那也凹进去了这令我非常苦恼。

你要脸型漂亮, 而且有立体感的那种类型吗?

对对!我今年才27岁, 怎么给人的感觉是35岁似的状态。我朋友说用脂肪填充的方法好, 是那样吗?

嗯, 脂肪填充的话会改善很多的。

但是我担心填充后反而脸变大了!

不会的~术后脸反而会显得更小。

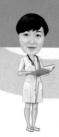

那是什么道理呀？

实际上脸的大小并没有变，但脸有立体感了，视觉上就会显是小了啊。

啊~ 有道理有道理！

要想脸变得有立体感的话，有几个重点部位需要改善。

是哪里呀？

鼻子、额头还有眼睛下方的苹果肌。

啊~ 是这样啊！

照片上看建议你填充3个部位，太阳穴，额头和苹果肌。

这些部位填充的话脸就会变得比之前有立体感的。

好的！谢谢你的解答。明天再聊，我得出门了~

好的！明天再聊。

닥터 정 자리에 있나요?

네. 안녕하세요!

 사진 좀 봐주세요.

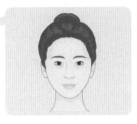

받았습니다! 측면과 45도 사진이 더 필요해요.

 아~ 잠시만요.

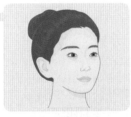

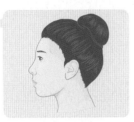

모두 받았어요!

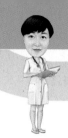

 어떤가요? 저는 얼굴이 너무 평평하고
관자놀이 부위가 쑥 꺼져서 고민입니다.

얼굴형이 예뻐지면서 입체적으로 보이길 원하시는거죠?

 맞아요!! 올해 27살 밖에 안됐는데 37살 같이 보인데요.
친구가 그러는데 지방이식을 하면좋다고 하던데 그런가요?

네. 지방이식을 하면 많이 개선될 수 있어요.

 하지만 지방을 넣으면 얼굴이 커질까 걱정이에요!

그렇지 않아요~ 오히려 수술 후 작아져 보이는 걸요.

 그건 어떤 이치인가요?

실제로 얼굴이 작아진 것은 아니고
입체감이 생기면 작아 보이거든요.

 아~ 일리 있는 말씀이세요.

얼굴이 입체감이 있으려면 포인트
되는 부위를 개선해야 하지요.

 어느 부위인가요?

코와 이마, 앞광대 부위입니다.

아~ 그렇군요!

사진으로 보니까 환자분은 관자놀이와 이마,
앞광대 부위를 이식하면 좋겠어요.

이 부위에 지방을 넣으면 이전보다
더 입체적으로 보일거예요.

네. 상담해 주셔서 감사해요. 외출을 해야
해서 내일 다시 이야기를 해야겠네요.

알겠어요. 내일 다시 이야기 해요.

>>> 단어와 상용어구

自体脂肪移植	zìtǐ zhīfáng yízhí	자가 지방이식
太阳穴	tàiyángxué	관자놀이
立体感	lìtǐgǎn	입체감
担心	dānxīn	걱정하다
变大	biàndà	커지다
反而	fǎn'ér	오히려
有道理	yǒu dàolǐ	이치에 맞다

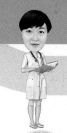

02 기본을 다져야

▶▶ 자가 지방이식이란? 自体脂肪移植是什么?

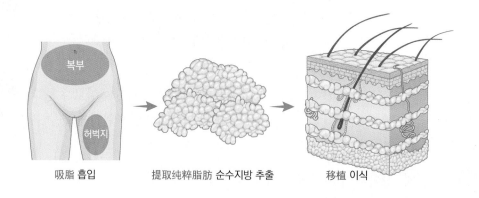

吸脂 흡입　　　　提取纯粹脂肪 순수지방 추출　　　　移植 이식

自体脂肪移植就是从自身腹部、大腿内外侧等部位吸取多余的皮下脂肪细胞, 然后将吸出的混合物经离心分离器净化处理, 选择完整的颗粒脂肪细胞, 再通过注射的方式, 移植到自己需要进行脂肪填充的部位。

■■■■■ 자가 지방이식은 자신의 복부, 허벅지 등 부위의 잉여 피하지방을 흡입한 후 흡입해낸 혼합물을 원심분리기를 통해 정화 처리 후 완전한 지방세포만을 선택하여 다시 주사의 방식으로 원하는 부위에 주입하여 이식하는 것을 말합니다.

▶▶ 단어와 상용어구

多余	duōyú	남은, 잉여의
混合物	hùnhéwù	혼합물
净化处理	jìnghuà chǔlǐ	정화처리
离心分离器	líxīn fēnlíqì	원심분리기
颗粒	kēlì	과립, 알

>>> 지방이식이 필요한 경우 需要脂肪移植的情况

- 用于充填皮下凹陷性缺损或畸形
- 用于先天性乳房发育不良, 哺乳后乳房萎缩, 双侧乳房大小不对称, 乳头凹陷畸形
- 用于吸脂术后的凹陷
- 生殖器的改形塑造, 如阴茎增粗、阴道松弛、萎缩等

- 피하에 함몰성 결손 혹은 기형이 있는 경우
- 선천적인 유방발육 불량 혹은 수유 후 유방위축, 유방 비대칭, 유두 함몰기형인 경우
- 지방흡입 후의 함몰 부위
- 생식기의 성형 음경확대, 질의 탄력저하, 위축 등의 경우

>>> 단어와 상용어구

凹陷性缺损	āoxiànxìng quēsǔn	함몰성 결손
塑造	sùzào	조소하다
增粗	zēngcū	굵기를 증가시키다

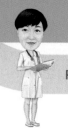
≫ 지방이식 페이스 맵 脂肪移植 FACE MAP

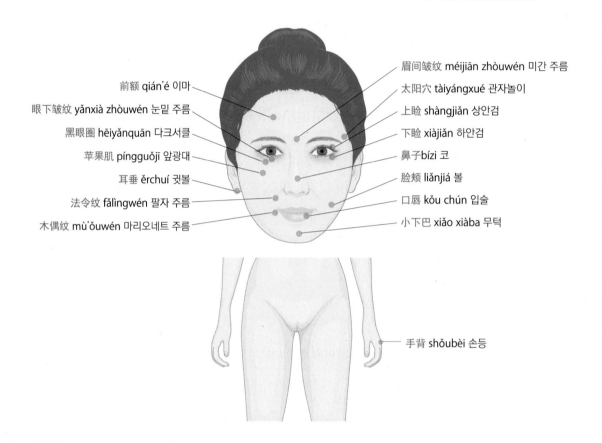

前额 qián'é 이마
眼下皱纹 yǎnxià zhòuwén 눈밑 주름
黑眼圈 hēiyǎnquān 다크서클
苹果肌 píngguǒjī 앞광대
耳垂 ěrchuí 귓볼
法令纹 fǎlìngwén 팔자 주름
木偶纹 mù'ǒuwén 마리오네트 주름

眉间皱纹 méijiān zhòuwén 미간 주름
太阳穴 tàiyángxué 관자놀이
上睑 shàngjiǎn 상안검
下睑 xiàjiǎn 하안검
鼻子 bízi 코
脸颊 liǎnjiá 볼
口唇 kǒu chún 입술
小下巴 xiǎo xiàba 무턱

手背 shǒubèi 손등

③ 지방이식 수술 키워드

≫ 지방세포의 생착률 脂肪细胞的存活率

脂肪细胞的存活率是指采集的脂肪细胞移植到别的部位时, 在移植部位上成功活下来的比率。根据部位和个人体质存活率有所不同, 对于面部来说, 表情动作少的部位的存活率比较高, 而动作多的口周的存活率相对低一些。

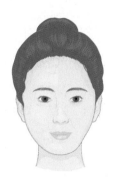

　■■■■■ 지방세포의 생착률은 지방세포를 채취하여 다른 부위에 이식했을 때 이식된 부위의 지방세포가 성공적으로 살아남은 정도를 말합니다. 이식 부위와 개인의 체질에 따라 생착률은 차이가 있으나 얼굴의 경우 표정동작이 적은 부위는 많이 생착되고 자주 움직이는 입 주변등 부위의 생착률은 상대적으로 낮은 편입니다.

≫ 단어와 상용어구

采集	cǎijí	채취하다, 채집하다
比率	bǐlǜ	비율
个人体质	gèrén tǐzhì	개인 체질
有所不同	yǒusuǒ bùtóng	다소 다르다

≫ 지방줄기세포　脂肪干细胞

干细胞是具有自我复制能力的万能细胞, 在一定条件下, 它可以分化成多种功能细胞。根据干细胞所处的发育阶段分为胚胎干细胞和成体干细胞。脂肪干细胞是脂肪细胞内分离得到的一种具有多向分化潜能的成体干细胞。最近为了提高脂肪细胞的存活率, 血液里提取的造血母细胞和脂肪干细胞常用于脂肪移植手术。

　■■■■■ 줄기세포는 자가복제능력을 가진 만능세포로, 환경에 따라 여러 기능을 지닌 세포로 분화할 수 있습니다. 줄기세포가 처한 발육 단계에 따라 배아줄기세포와 성체줄기세포로 나뉘어 집니다. 지방줄기세포는 지방세포 내에서 분리해낸 다양한 분화 잠재력을 지닌 성체줄기세포입니다. 최근 지방이식 수술 시 지방세포의 생착율을 높이기 위해 혈액에서 채취한 조혈모세포와 함께 자주 사용됩니다.

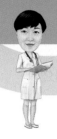

≫ 단어와 상용어구

脂肪干细胞	zhīfáng gànxìbāo	지방줄기세포
自我复制能力	zìwǒ fùzhì nénglì	자가복제능력
万能细胞	wànnéng xìbāo	만능세포
分化	fēnhuà	분화하다
发育阶段	fāyù jiēduàn	발육단계
胚胎干细胞	pēitāi gànxìbāo	배아줄기세포
成体干细胞	chéngtǐ gànxìbāo	성체줄기세포
潜能	qiánnéng	잠재력
造血母细胞	zàoxuè mǔxìbāo	조혈모세포

≫ 지방이식 석회화 脂肪移植局部硬结

脂肪移植局部硬结是脂肪移植术后发生的并发症之一, 移植的脂肪变成硬结, 并可以在体表触摸到, 可以发生于所有的脂肪移植的部位。发生的原因是过量的脂肪移植, 常用的治疗方法是注射溶脂和使用Accusculpt的激光溶脂。

▰▰▰▰▰ 지방이식 석회화는 지방이식 후 발생되는 불량 반응 중 하나로 이식한 지방이 뭉쳐져 딱딱해지는 현상인데 표피에서도 만져지며 지방이식이 가능한 모든 부위에 발생할 수 있습니다. 그 발생 원인은 지방의 과주입이며, 치료 방법으로는 주사제로 녹이는 방법과 아큐스컬프 레이저로 녹여 치료하는 방법이 있습니다.

⋙ 단어와 상용어구

硬结	yìngjié	경화
溶脂	róngzhī	지방을 녹이다
触摸	chùmō	만지다

 지방이식 수술 묻고 답하기

⋙ 有关脂肪移植的问答

问 脂肪移植做什么麻醉?

答 做睡眠麻醉。

问 术后什么时候消肿?

答 一般2周可以消肿, 但是最后的效果是需要2~3个月左右。

Q 지방이식은 어떤 마취를 하나요?

A 수면마취 하에 수술을 합니다.

Q 지방이식 후 붓기는 어느 정도 가나요?

A 2주 정도면 붓기는 회복되지만 최종의 효과는 최소 2달 정도 필요합니다.

问 脂肪移植是永久性的吗?

答 存活的脂肪也会因为老化而引起脂肪细胞的变化, 因此可以说是半永久的。

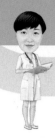

问 听说脂肪移植需要多次填充才能达到良好效果，对吗？

答 根据个人的存活率不同，效果也不一样，但是一般填充1次后的3~6个月之内，再分2~3次补充，效果会更好。

Q 지방이식은 영구적인가요？

A 노화로 인한 피부의 변화 때문에 반영구적이라고 합니다.

Q 지방이식은 여러 차례에 걸쳐 이식해야 효과가 좋다고 들었는데 맞나요？

A 개개인의 생착률에 따라 효과가 다를 수 있으나 일반적으로 1차 수술 후 저장한 지방을 3~6개월 내에 재차 보충 이식하면 더욱 효과가 좋습니다.

≫ 단어와 상용어구

永久性	yǒngjiǔxìng	영구적인
良好效果	liánghǎo xiàoguǒ	양호한 효과

问 自体脂肪丰胸手术对哺乳有没有影响？

答 因为填充部位不是乳腺部位，而是皮下脂肪层，因此对哺乳没有影响。

问 术后留疤吗？

答 因为切开位置都在隐蔽的部位，而且切口也很小，所以几乎不会留明显可见的疤痕。

问 脂肪移植隆乳时发生的脂肪硬结有没有可能发展成乳腺癌？

答 自体的填充脂肪不会发展成乳腺癌。

Ⓠ 자가 지방이식 가슴성형은 모유 수유에 지장이 없나요?

Ⓐ 이식 부위가 유선 부위가 아닌 피하지방층이므로 모유 수유에는 지장이 없습니다.

Ⓠ 수술 후 흉터가 생기나요?

Ⓐ 절개 위치가 모두 감춰진 부위이고 절개 크기도 매우 작으므로 확연히 눈에 띄는 흉터는 거의 남기지 않습니다.

Ⓠ 지방이식 가슴성형의 경우 발생하는 석회화가 유선암이 되나요?

Ⓐ 자신의 지방을 주입하여 생긴 석회이므로 유선암의 가능성은 없습니다.

≫ 단어와 상용어구

哺乳	bǔrǔ	수유
乳腺癌	rǔxiàn ái	유선암

🔵 脂肪移植手术有什么不良反应及合并症?

🟢 过度的脂肪移植会引起皮肤表面的凹凸不平和脂肪硬结现象。还有水肿, 血肿, 炎症, 感染, 左右不对称等症状。

Ⓠ 지방이식은 어떤 불량반응과 합병증이 있나요?

Ⓐ 지방을 너무 과도하게 이식한 경우 피부 표면이 울퉁불퉁해지고 지방이 뭉쳐서 딱딱해지는 석회화 현상이 있습니다. 또한 부종, 멍, 염증, 감염, 좌우비대칭 등의 현상이 있을 수 있습니다.

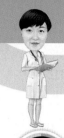

05 지방이식 수술 전 꼭 말해줘야 하는

≫ 수술 후 주의사항 术后注意事项

- 为了脂肪细胞的存活率, 在移植部位尽量避免冷热敷。
- 为了提高细胞存活率, 尽量避免对移植部的刺激。

- 지방세포의 생착을 위해 이식 부위에 냉찜질과 온찜질 모두 하지 않는 것이 좋습니다.
- 지방세포의 생착을 위해 이식 부위의 자극을 피해 주세요.

≫ 단어와 상용어구

刺激	cìjī	자극

- 睡觉时的侧卧或俯卧会刺激移植的脂肪细胞, 而导致形状变化或者降低脂肪存活率。
- 术后轻微的锻炼, 类似散步之类, 可有助于恢复, 但是剧烈的锻炼要在2~3个月后可以进行。

- 수면시 옆으로 누워 자거나 엎드려 자면 이식한 지방세포를 자극하여 형태의 변화가 오거나 생착률이 떨어질 수 있습니다.
- 수술 후 가벼운 산책 같은 운동은 회복에 도움이 되나 심한 운동은 2~3개월 후에 하십시오.

≫ 단어와 상용어구

侧卧	cèwò	옆으로 눕다
俯卧	fǔwò	엎드리다
形状变化	xíngzhuàng biànhuà	형태 변화
类似	lèisì	~와 유사하다
散步	sànbù	산책

● 手术后一个月左右，要禁止烟酒。

● 术后1个月不要蒸桑拿。

● 수술 후 1개월 정도 금연, 금주합니다.

● 수술 후 1개월은 사우나를 하지 않습니다.

● 术后第二天就可以洗脸，手术切开伤口愈合后可以洗澡。

● 自体脂肪注射隆鼻，要在术后2周后才可以戴眼镜。

● 세안은 수술 다음 날부터 가능하지만 샤워는 수술 절개 부위가 회복된 후에 하세요.

● 코 지방이식을 했을 경우 안경의 착용은 2주 후에 가능합니다.

≫ 단어와 상용어구

洗澡	xǐzǎo	목욕
愈合	yùhé	아물다

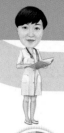
06 당신에게만 공개하는 닥터 정의 현장 메모

>> 지방흡입 부위 및 절개 위치 吸脂部位和切开位置

지방이식을 하려면 먼저 지방을 흡입하여 순수 지방을 채취하여야 하는데 일반적으로 아랫배, 대퇴부 내측, 대퇴부 외측에서 채취를 합니다. 윗배, 종아리 등은 섬유조직이 많아 적합하지 않습니다.

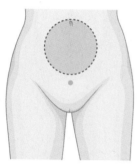

- 脂肪采取部位 : 小腹部
- 切开位置 : 在阴毛里切开2~3mm

- 지방채취 부위 : 아랫배
- 절개위치 : 음모 부위에 2~3mm절개

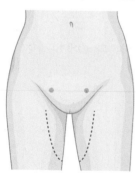

- 脂肪采取 : 大腿内侧
- 切开位置 : 离腹股沟近的阴毛里切开2~3mm

- 지방 채취 : 대퇴부 안쪽
- 절개 위치 : 서혜부와 가까운 음모 부위 2~3mm절개

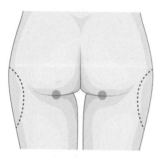

- 脂肪采取 : 大腿外侧
- 切开位置 : 切开臀横线2~3mm

- 지방 채취 : 대퇴부 외측
- 절개 위치 : 엉덩이 라인 접히는 부위 2~3mm 절개

≫ 단어와 상용어구

小腹	xiǎofù	아랫배
阴毛	yīnmáo	음모
腹股沟	fùgǔgōu	서혜부

≫ 지방이식 부위의 절개 위치 脂肪移植部位的切开位置

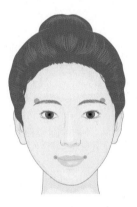

● 面部脂肪移植
● 切开位置 ： 切开两侧眉毛终端和两侧口角

● 얼굴 지방이식을 할 경우
● 절개 위치 : 양측 눈썹 가장자리와 양측 입 가장자리

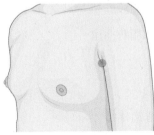

● 自体脂肪隆乳
● 切开位置 ： 两侧腋下

● 가슴 지방이식을 할 경우
● 절개위치 : 양측 액와 밑

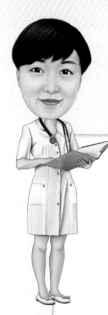

연습 문제

한국어 단어에 상응하는 중국어를 선택하세요.

01. 지방흡입 후의 함몰

　① 吸脂术后的凹陷　　　　　② 移植术后的凹陷

　③ 吸脂前脂肪团　　　　　　④ 吸脂后的钙化

02. 생착률

　① 死亡率　　　② 存活率　　　③ 成活率　　　④ 吸收率

03. 지방 줄기세포

　① 骨髓干细胞　　② 血液干细胞　　③ 肝细胞　　④ 脂肪干细胞

04. 성체줄기세포

　① 成体干细胞　　② 胚胎干细胞　　③ 脂肪干细胞　　④ 骨髓干细胞

05. 시술 후 지방 석회화

　① 术后局部脂肪凹陷　　　　② 术后局部脂肪硬结

　③ 术后局部脂肪萎缩　　　　④ 术后局部脂肪凸出

06. 수유 후의 지방위축

　① 手术后乳房萎缩　　　　② 哺乳后乳房疼痛

　③ 哺乳后乳房萎缩　　　　④ 哺乳后乳房瘙痒感

07. 지방을 녹이다

① 溶脂　　　② 吸脂　　　③ 消脂　　　④ 燃烧脂肪

08. 원심분리기

① 远心分离器　　② 离心分离器　　③ 院心分离器　　④ 愿心分离器

정답 | 01. ①　2. ②③　03. ④　04. ①　05. ②　06. ③　07. ①　08. ②

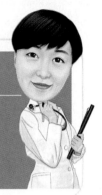

닥터 정과 함께하는 퍼펙트 의료중국어

수술 후 성생활은 언제부터 가능한가요?
"术后什么时候开始可以同房啊?"_ 여성수술

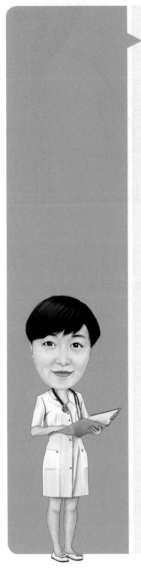

여성이 출산을 거치고 40대에 들어서면 얼굴 뿐 아니라 여성 생식기의 노화 현상도 매우 빠르게 진행됩니다. 특히 요실금과 질의 수축력 저하는 여성의 행동을 제한하기도 하고 수치심을 불러 일으켜 자신감을 상실하게 하기도 합니다. 최근 여성과 사회의 가치관이 변화되면서 여성수술과 요실금 수술이 인식의 음지에서 양지로 나와 대중의 환영을 받는 수술로 발전하였습니다. 초기 이쁜이 수술이라고 불리며 보편화되지 못했던 여성수술은 의료 기술이 발전을 거듭해 기존의 질 입구만 축소하던 단계에서 질 내부와 골반근육을 재건하는 단계에 이르렀습니다.

사천성에서 방문하셨던 한 여성 분은 30대 후반의 나이로 3회의 출산을 경험하였고 더 나은 부부생활과 건강을 위해 여성수술을 하고 싶다고 문의해 왔습니다.

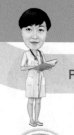

01 닥터 정이 상담해 드립니다!

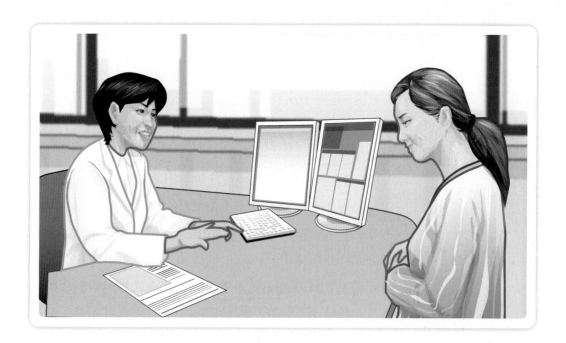

>> 여성 질축소술과 요실금 수술 阴道紧缩术和尿失禁手术

● 郑医生 : 您好，您想咨询什么问题?

　患　者 : 最近打喷嚏的时候会有小便漏出，并且小腹有下坠感。

● 郑医生 : 除了这些没有其他的症状吗?

　患　者 : 最近腰疼，感觉白带比以前多，并且有异味。

● 郑医生 : 看了您的档案，您生了3个孩子? 是剖腹产还是顺产?

　患　者 : 3个孩子都是顺产。

● 郑医生：月经正常吗?

患　者：恩, 是正常的。

● 郑医生：夫妻性生活您觉得满意吗?

患　者：不太满意, 生完3个孩子以后, 性生活时会有排气的声音。其实我非常
　　　　担心老公有外遇!

● 郑医生：您的初步情况我已了解了, 为了确诊, 需要做一下内部检查和超音波
　　　　检查, 测定一下阴道压。请您去一趟卫生间, 去更衣室换一下衣服然后
　　　　来检查室。

患　者：是。

(检查结果出来)

● 郑医生：检查的结果发现子宫有些下垂, 所以经常出现炎症和异味。还有因为
　　　　阴道内部收缩力下降, 您感到性生活不是很圆满。

患　者：喔~ 那么回事儿啊。还有打喷嚏的时候为什么会有小便漏出呢?

● 郑医生：因为生育和老化, 骨盆肌肉会松弛, 从而引起腹压性尿失禁现象。

患　者：那么要怎么治疗呢?

● 郑医生：首先建议您做尿失禁手术, 还有缩小阴道的手术, 这两种手术同时做
　　　　的话, 不仅可治疗尿失禁, 而且能同时提高性生活的质量。

患　者：为什么会有这样的问题?

● 郑医生：女人怀孕子宫会扩大到几百倍, 生完孩子后, 阴道会变大, 骨盆肌肉也
　　　　会松弛。您的子宫下垂的不是很严重, 如果继续发展严重的话, 子宫和
　　　　内脏器官都有可能脱出。

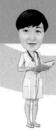

● 닥터 정 : 안녕하세요? 어떤 문제로 내원하셨나요?

　환　자 : 최근에 재채기를 할 때 소변이 나오고 아랫배가 묵직한 느낌이 들어요.

● 닥터 정 : 그외에 다른 증상은 없으신가요?

　환　자 : 요통이 생겼고 최근들어 냉이 이전 보다 많아지고, 냄새가 더 나는 느낌이에요.

● 닥터 정 : 차트를 보니 세 명의 자녀를 출산하셨네요? 자연 분만인가요 제왕절개인가요?

　환　자 : 세 명 다 자연 분만 하였습니다.

● 닥터 정 : 생리 주기는 정상인가요?

　환　자 : 네. 정상입니다.

● 닥터 정 : 부부 사이의 성관계는 만족하시는 편인가요?

　환　자 : 그다지 만족스럽지 않습니다. 세 아이 출산 후 성관계시 바람 빠지는 소리가
　　　　　 나요. 솔직히 남편이 외도할까봐 걱정도 돼요.

● 닥터 정 : 환자분의 상황은 기본적으로 이해하였습니다. 정확한 진료를 위해서 내진과
　　　　　 초음파 검사, 질압측정을 해야 하니까 화장실에 한번 다녀오신 후 탈의실에
　　　　　 서 옷을 갈아 입으시고 검사실로 오세요.

　환　자 : 네.

(검사결과가 나왔습니다)

● 닥터 정 : 검사결과 자궁이 아래로 조금 내려와 있습니다. 그래서 염증이 자주 나고 냉
　　　　　 에서 냄새가 나는 것으로 보입니다. 또한 질 내부 수축력이 떨어져 있는 상태
　　　　　 이므로 성관계가 만족스럽지 않으셨을 거예요.

　환　자 : 아~ 그런 이유가 있었군요. 그리고 재채기할 때 왜 소변이 나오는 걸까요?

● 닥터 정 : 출산과 노화 등의 이유로 골반 근육이 늘어지면 복압성 요실금 현상이 생길
　　　　　수 있습니다.

　환　자 : 어떤 치료를 받아야 하나요?

● 닥터 정 : 우선 요실금 수술과 질축소 수술을 권해드립니다. 이 두 가지 수술을 동시에 하
　　　　　면 요실금을 치료할 수 있을 뿐 아니라 성관계의 만족감도 높일 수 있습니다.

　환　자 : 왜 이런 문제가 생기지요?

● 닥터 정 : 여성이 임신을 하게 되면 자궁이 몇백배 커지게 되고 출산을 경험하면서 질의
　　　　　넓이가 넓어지고 골반근육도 약해집니다. 현재 고객님의 경우 자궁이 심하게
　　　　　하수되어 있는 것은 아니지만 향후 심해지면 자궁과 장기가 탈출될 가능성도
　　　　　있습니다.

≫ 단어와 상용어구

打喷嚏	dǎ pēntì	재채기를 하다
小便	xiǎobiàn	소변
漏出	lòuchū	유출하다
顺产	shùnchǎn	순산하다
分娩	fēnmiǎn	분만하다
下坠感	xiàzhuìgǎn	묵직하게 당기는 느낌
症状	zhèngzhuàng	증상
腰疼	yāotòng	요통
白带	báidài	냉대하
异味	yìwèi	독특한 냄새
剖腹产	pōufùchǎn	제왕절개
夫妻性生活	fūqī xìngshēnghuó	부부 성생활

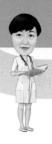

 단어와 상용어구

不太满意	bútài mǎnyì	만족스럽지 못하다
有排气的声音	yǒu páiqì de shēngyīn	바람 빠지는 소리
确诊	quèzhěn	확진하다
内部检查	nèibù jiǎnchá	내진
超音波	chāoshēngbō	초음파
阴道压	yīndàoyā	질압
扩大	kuòdà	확대하다
子宫下垂	zǐgōng xiàchuí	자궁하수
脱出	tuōchū	탈출하다

02 기본을 다져야

>> 여성의 생식기 구조 女性生殖器的构造

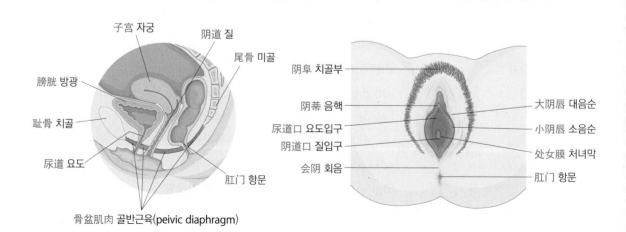

子宫 자궁　阴道 질　尾骨 미골　膀胱 방광　耻骨 치골　尿道 요도　肛门 항문　骨盆肌肉 골반근육(peivic diaphragm)

阴阜 치골부　阴蒂 음핵　尿道口 요도입구　阴道口 질입구　会阴 회음　大阴唇 대음순　小阴唇 소음순　处女膜 처녀막　肛门 항문

≫ 단어와 상용어구

生殖器	shēngzhíqì	생식기
子宫	zǐgōng	자궁
阴道	yīndào	질
膀胱	pángguāng	방광
尿道	niàodào	요도
耻骨	chǐgǔ	치골
尾骨	wěigǔ	미골
肛门	gāngmén	항문
骨盆肌肉	gǔpén jīròu	골반 근육
阴蒂	yīndì	음핵
小阴唇	xiǎoyīnchún	소음순
大阴唇	dàyīnchún	대음순
阴阜	yīnfù	치골부
会阴	huìyīn	회음
尿道口	niàodàokǒu	요도 입구
处女膜	chǔnǚmó	처녀막
G点	G diǎn	지스팟

≫ 골반근육 이해하기 了解骨盆肌肉

骨盆肌肉是由耻骨尾骨肌(pubococcygeus muscle), 髂骨尾骨肌(Iliococcygeus muscle), 尾骨肌(coccygeus muscle), 耻骨直肠肌(puborectalis muscle)组成的包裹会阴部的肌肉, 它横跨尿道, 阴道和直肠, 作为支撑子宫和内脏的肌肉, 在预防内脏下垂的同时, 对阴道的收缩力也起着很大的作用。

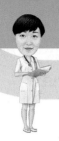
■■■■■ 골반 근육은 치골미골근, 장골미골근, 미골근, 치골직장근으로 이루어진 회음부를 감싸고 있는 근육으로 요도와 질, 직장을 가로질러 분포하여 자궁 및 내장을 지탱하여 내장의 하수 예방과 질의 수축력에 중요한 역할을 합니다.

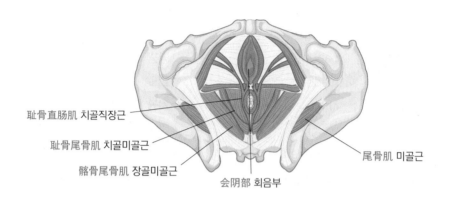

耻骨直肠肌 치골직장근

耻骨尾骨肌 치골미골근

髂骨尾骨肌 장골미골근

会阴部 회음부

尾骨肌 미골근

≫ 단어와 상용어구

耻骨尾骨肌	chǐgǔ wěigǔjī	치골미골근 (pubococcygeus muscle)
髂骨尾骨肌	qiàgǔ wěigǔjī	장골미골근 (iliococcygeus muscle)
尾骨肌	wěigǔjī	미골근 (coccygeus muscle)
耻骨直肠肌	chǐgǔ zhíchángjī	치골직장근 (puborectalis muscle)
组成	zǔchéng	구성하다
包裹	bāoguǒ	싸다
会阴部	huìyīnbù	회음부
横跨	héngkuà	가로질러 있다
直肠	zhícháng	직장
作为	zuòwéi	~로 하다

≫ 단어와 상용어구

支撑	zhīchēng	지탱하다
内脏下垂	nèizàng xiàchuí	내장하수
阴道收缩力	yīndào shōusuōlì	질 수축력

03 여성수술 키워드

≫ 알고보면 다양한 여성수술들 各种各样的女性手术

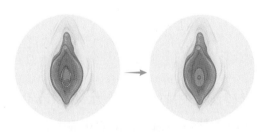

处女膜修复手术 chǔnǚmó xiūfù shǒushù
처녀막 복원술

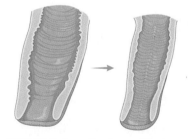

阴道紧缩手术 yīndào jǐnsuō shǒushù
질축소술

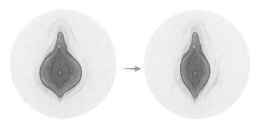

小阴唇缩小手术 xiǎoyīnchún suōxiǎo shǒushù
소음순 수술

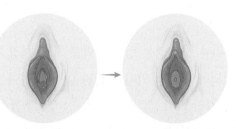

阴蒂整形手术 yīndì zhěngxíng shǒushù
음핵 수술

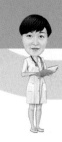

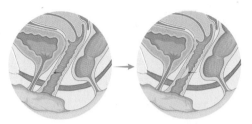

G点手术(杨贵妃手术) G diǎn shǒushù
(yángGuìfēi shǒushù) 지스팟 수술(양귀비 수술)

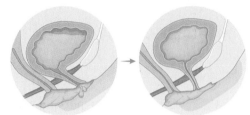

尿失禁手术 niàoshījìn shǒushù
요실금 수술

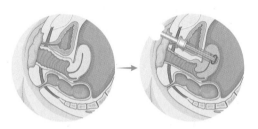

激光阴道紧缩术 jīguāng yīndào jǐnsuōshù
레이저 질 축소술

≫ 요실금 尿失禁

尿失禁是由于膀胱括约肌损伤或神经功能障碍而丧失排尿自控能力，使尿液不自主地流出。尿失禁有腹压性尿失禁，急迫性尿失禁，充盈性尿失禁和混合性尿失禁。尤其是腹压性尿失禁是最常见的可用手术方法治疗的尿失禁类型。咳嗽或者打喷嚏等腹部用力的时候，忍不住排尿是因为骨盆肌肉松弛的原因。

■■■■■■ 요실금은 방광 괄약근 혹은 신경 기능의 장애로 인해 배뇨의 자가 통제 능력이 상실되어 환자의 의지와 상관 없이 소변이 흐르는 것을 말합니다. 요실금은 복압성 요실금과 절박성 요실금, 일류성 요실금, 혼합성 요실금으로 나뉘어 집니다. 특히 복압성 요실금은 가장 흔하며 수술적인 방법으로 치료를 하는 요실금의 형태입니다. 골반근육의 약

화로 인해 기침을 하거나 재채기를 하는 등 복부에 힘이 가해지는 경우 참지 못해 소변이 새어 나오게 됩니다.

≫ 단어와 상용어구

尿失禁	niàoshījìn	요실금
膀胱括约肌	pángguāng kuòyuējī	방광 괄약근
损伤	sǔnshāng	손상
神经功能障碍	shénjīng gōngnéng zhàng'ài	신경기능장애
排尿	páiniào	배뇨
自控能力	zìkòng nénglì	스스로 조절하는 능력
不自主地	búzìzhǔ de	자기도 모르게
腹压性尿失禁	fùyāxìng niàoshījìn	복압성 요실금
急迫性尿失禁	jípòxìng niàoshījìn	절박성 요실금
充盈性尿失禁	chōngyíngxìng niàoshījìn	일류성 요실금
混合性尿失禁	hùnhéxìng niàoshījìn	혼합성 요실금
忍不住	rěnbuzhù	참을 수 없다

 여성수술 묻고 답하기

≫ 有关女性私密手术问答

问 手术疼吗?

答 睡眠麻醉和局部麻醉同时进行, 所以手术时一点都不疼, 手术后3天左右会感觉到不舒服。

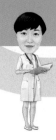

问 我在韩国只能待7天，这期间能恢复吗？

答 因为手术部位是用可吸收线缝合的，所以不用拆线，术后第二天来院消毒一下
手术部位就可以回国了。

Q 질축소수술 아픈가요?

A 수면마취와 부분마취를 동시에 진행하므로 수술시 통증은 없지만 수술 후 3일 정도는
불편하실 수 있습니다.

Q 한국 체류기간이 7일인데 그 동안 회복이 가능할까요？

A 녹는 실로 수술 부위를 봉합하므로 실밥제거를 할 필요가 없고 수술 다음 날 수술부
위 드레싱만 하면 바로 출국 가능합니다.

≫ 단어와 상용어구

感觉到不舒服	gǎnjuédào bùshūfu	불편함을 느끼다
吸收	xīshōu	흡수하다
缝合	fénghé	봉합하다

问 什么时候开始性生活？

答 至少要6~8周后才可以同房。

问 术后坐浴的方法是什么？

答 手术两天后开始每天坐浴1~2次。在盆里倒入40度左右的温水使臀部能全部浸
到水里为度。然后把5ml消毒液稀释，使臀部和手术部位完全浸入，进行大概
10~15分钟的坐浴。最后用干净的毛巾擦净。

Q 성생활은 언제부터 가능한가요?

A 부부관계는 적어도 6~8주 후 가능합니다

Q 수술 후 좌욕은 어떻게 하나요?

A 수술 2일 후부터 하루 1~2회 좌욕을 합니다. 대야에 온도 40도 정도의 물을 엉덩이가 잠길 정도로 붓습니다. 그리고 소독액 5ml를 물에 희석하고 엉덩이와 수술 부위가 잠기도록 한 후 10~15분 좌욕을 합니다. 마지막으로 깨끗한 수건으로 톡톡 두드려 닦습니다.

>>> 단어와 상용어구

同房	tóngfáng	(부부 사이의) 성생활
性生活	xìngshēnghuó	(일반적인) 성생활
至少	zhìshǎo	최소한
坐浴	zuòyù	좌욕하다
浸到水里	jìndào shuǐlǐ	물에 담그다
盆	pén	대야
倒入	dǎorù	붓다
臀部	túnbù	엉덩이
稀释	xīshì	희석하다
处方	chǔfāng	처방, 처방하다
干净	gānjìng	깨끗하다
毛巾	máojīn	타월, 수건
擦净	cājìng	깨끗이 닦다

问 尿失禁通过手术能治愈吗?

答 是的, 但是根据情况一般改善率90~95%。

Q 요실금은 치료될 수 있나요?

A 네, 상황에 따라 일반적으로 90~95% 개선됩니다.

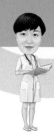
>> 단어와 상용어구

| 治愈 | zhìyù | 치유하다 |
| 改善率 | gǎishànlǜ | 개선율 |

05 여성 질축소술 전 꼭 말해줘야 하는

>> 수술 후 주의사항 术后注意事项

● 手术后要确认是否有出血，一定听取医师的医嘱后再回家。

● 手术后3~5天，请口服医生处方上的抗生素。

● 수술 후 출혈 여부 등을 확인해야 하니 반드시 의사의 지시를 받고 귀가하세요

● 수술 후 3~5일 동안 처방받은 항생제를 복용합니다.

>> 단어와 상용어구

听取	tīngqǔ	귀를 기울이다
医嘱	yīzhǔ	의사의 지시
抗生素	kàngshēngsù	항생제

- 为了尽快恢复，2周内请禁烟酒。
- 术后1周禁止泡澡。

- 술, 담배는 정상적인 회복을 위해 2주간 금해 주십시오.
- 수술 후 1주일 동안은 탕목욕을 금합니다.

≫ 단어와 상용어구

| 泡澡 | pàozǎo | 탕목욕 |

- 术后至少要6~8周后才可以同房。
- 手术当天要充分的休息，第二天开始少量的运动有助于恢复。

- 부부관계는 적어도 6~8주 후에 가능합니다.
- 수술 당일 날은 충분한 휴식을 취하시고 다음 날부터는 가벼운 운동이 오히려 회복에
  도움이 됩니다.

- 手术2天后每天1~2次10分钟左右的坐浴。
- 手术后4周内不要做剧烈的运动。

- 수술 2일 후부터 1일 1~2회 10분 정도 좌욕을 합니다.
- 수술 후 4주간 과한 운동은 피해 주십시오.

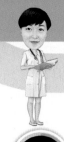

06 당신에게만 공개하는 닥터 정의 현장 메모

>> **여성수술 상담 체크 리스트** **女性私密手术咨询时确认事项**

● 咳嗽, 打喷嚏, 跳绳, 上楼梯, 或其他运动的时候, 是否有时忍不住小便?
기침, 제채기, 줄넘기, 계단 오르기 혹은 기타 운동을 할 때 소변을 참기 어려운가요?

● 有没有尿床的经历?
수면 중에 소변을 흘린 적이 있나요?

● 是否有没到厕所尿液就流出的情况?
화장실에 도착하기 전에 소변을 흘린 적이 있나요?

● 改变身体姿势时(例如由卧姿变为坐姿, 坐姿变为站姿), 是否有尿液流出的情况?
자세를 변경할 때(예를 들면 누운 자세에서 앉을 때, 앉아있다가 설 때) 소변이 흐른 적이 있나요?

● 每天小便次数是否超过8次?
일일 소변 횟수가 8회 이상인가요?

● 是否曾经流产过?
유산의 경험이 있으신가요?

● 是否已闭经?
폐경이 왔나요?

● 平时是否有小腹胀气的感觉?
평소 아랫배에 가스가 차나요?

● 平时是否有小腹下坠感?

평소 아랫배가 묵직하고 당기는 느낌이 있나요?

● 平时是否腰痛?

평소에 허리 통증이 있나요?

● 是否有便秘现象?

변비가 있으신가요?

● 是否感觉目前性生活的感受与生孩子之前有差别?

최근 성생활과 출산 전의 성생활에 차이가 있나요?

● 性关系时是否有漏气现象?

성관계시 바람이 빠지는 현상이 있나요?

● 性生活时, 是否感觉阴道紧缩力量变小?

성관계시 질 수축력이 약해졌다고 생각하나요?

● 性关系时, 是否有过男性生殖器官滑出的情况?

성관계시 남성의 생식기가 빠진 적이 있나요?

● 平均每周有两次或以上性关系吗?

평균적으로 매주 2회 이상의 성관계를 하나요?

● 性生活时, 爱液分泌的充足吗?

성관계시 애액의 분비는 충분한가요?

● 性关系时, 是否有性交痛?

성관계시 성교통이 있나요?

● 性关系时感觉到高潮吗?

성관계시 고조를 느끼나요?

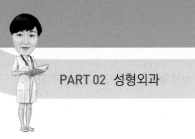
≫ 단어와 상용어구

跳绳	tiàoshéng	줄넘기
上楼梯	shàng lóutī	계단을 오르다
尿床	niàochuáng	야뇨하다
经历	jīnglì	경험하다
姿势	zīshì	자세
卧姿	wòzī	누워있는 자세
坐姿	zuòzī	앉아있는 자세
站姿	zhànzī	서있는 자세
超过	chāoguò	초과하다
曾经	céngjīng	일찍이 ~한적 있다
流产	liúchǎn	유산
闭经	bìjīng	폐경
小腹	xiǎofù	아랫배
胀气	zhàngqì	배에 가스차다
便秘	biànmì	변비
漏气	lòuqì	공기가 빠지다
滑出	huáchū	미끄러지다
爱液分泌	àiyè fēnmì	애액 분비
充足	chōngzú	충분하다
性交痛	xìngjiāotòng	성교통
高潮	gāocháo	고조

⨠ 기초 검사시 필요한 중국어 基础检查常用的中国话

● 드레스 룸에서 검사복으로 갈아 입으세요.
请在更衣室里换衣服。

● 하의는 팬티까지 다 벗으시고 1회용 팬티를 입어주세요.
下半身请脱掉您的内裤，再穿上一次性内裤。

● 복부 초음파 검사와 질압 검사를 하겠습니다.
要进行腹部超声波检查和阴道压检查。

● 복부에 초음파 겔을 바르겠습니다. 조금 차갑습니다.
在腹部上涂抹超声波耦合剂，有一点凉。

● 질압 검사를 하겠습니다. 침대에 누우시고 다리를 벌려 주세요.
检查阴道压，请在床上躺一下，然后把腿分开一下。

● 질 내부에 검사용 기구를 삽입하겠습니다. 조금 불편하시더라도 참아주세요.
在阴道内部要插入阴道检查用仪器，有一点不舒服，请忍一下。

● 회음부의 근육을 최대한 수축하여 주십시오. 다시 한번 해주십시오.
用会阴部的肌肉尽量收紧一下。请再来一次。

● 검사가 끝났습니다. 감사합니다.
检查结束了，谢谢合作。

⨠ 단어와 상용어구

内裤	nèikù	팬티
躺一下	tǎngyīxià	누워 주세요
阴道压检查	yīndàoyā jiǎnchá	질압측정
超声波耦合剂	chāoshēngbō ǒuhéjì	초음파 겔
收紧一下	shōujǐn yīxià	수축하여 주세요

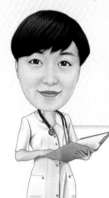

연습 문제

01. 해부도 상의 A~E 부위의 중국어 명칭을 순서대로 기입해 주세요.

B A
尾骨
C
耻骨
D
肛门
E

A (   )
B (   )
C (   )
D (   )
E (   )

한국어 단어에 상응하는 중국어를 선택하세요.

02. 치골직장근(puborectalis muscle)

　① 耻骨直肠肌　　② 耻骨尾骨肌　　③ 髂骨尾骨肌　　④ 尾骨肌

03. 회음부

　① 直肠　　　　② 会阴部　　　③ 胃　　　　④ 小肠

04. 자궁하수

　① 内脏下垂　　② 肛门下垂　　③ 子宫下垂　　④ 皮肤下垂

05. 질 수축력

　① 阴道支撑力　② 阴道松弛　　③ 阴道前臂　　④ 阴道收缩力

06. 요실금

    ① 尿失禁   ② 尿道炎   ③ 尿道下垂   ④ 尿道畸形

07. 질 축소술

    ① 阴道松弛   ② 阴道紧缩手术 ③ 阴道修复术   ④ 阴道畸形

08. 신경기능장애

    ① 细胞功能障碍 ② 肌肉功能障碍 ③ 神经功能障碍   ④ 皮肤功能障碍

09. 복압성 요실금

    ① 急迫性尿失禁 ② 充盈性尿失禁 ③ 混合性尿失禁   ④ 腹压性尿失禁

10. 부부가 성교하다

    ① 同房   ② 夫妻性生活 ③ 臀部   ④ 坐浴

11. 순산

    ① 剖腹产   ② 生产   ③ 顺产   ④ 切开

12. 묵직하게 당기는 느낌

    ① 预感   ② 疼痛感   ③ 触感   ④ 下坠感

13. 성교통

    ① 性交痛   ② 小腹痛   ③ 隐痛   ④ 性胀痛

정답 | 01. A (阴道) B (子宫) C (膀胱) D (尿道) E (骨盆肌肉)

    02. ①   03. ②   04. ③   05. ④   06. ①   07. ②   08. ③   09. ④   10. ①②   11. ③   12. ④   13. ①